腹膜透析療法
Q&A

監修

細谷龍男 東京慈恵会医科大学慢性腎臓病病態治療学講座

横尾　隆 東京慈恵会医科大学腎臓・高血圧内科

東京医学社

執筆者一覧

■ 監修

細谷　龍男	東京慈恵会医科大学慢性腎臓病病態治療学講座
横尾　　隆	東京慈恵会医科大学腎臓・高血圧内科

■ 執筆者一覧（執筆順）

小倉　　誠	東京慈恵会医科大学腎臓・高血圧内科
山下　明泰	法政大学生命科学部環境応用化学科
中元　秀友	埼玉医科大学総合診療内科
山本　裕康	厚木市立病院内科
鈴木　梨江	東京医科大学腎臓内科学講座
菅野　義彦	東京医科大学腎臓内科学講座
阿部　雅紀	日本大学医学部腎臓高血圧内分泌内科
ヒース　雪	聖路加国際病院腎臓内科
小松　康宏	聖路加国際病院腎臓内科
根木　茂雄	和歌山県立医科大学腎臓内科学講座
池田　雅人	東京慈恵会医科大学腎臓・高血圧内科
鷲田　直輝	慶應義塾大学医学部包括的腎代替療法展開医学講座
伊藤　　裕	慶應義塾大学医学部腎臓内分泌代謝内科
深澤　瑞也	山梨大学医学部泌尿器科包括的腎代替治療部門
室谷　典義	独立行政法人地域医療機能推進機構千葉病院
松尾　七重	東京慈恵会医科大学腎臓・高血圧内科
鯉渕　清人	済生会横浜市東部病院腎臓内科
酒井　　謙	東邦大学医学部腎臓学
中野　広文	かしま病院
小板橋賢一郎	聖マリアンナ医科大学腎臓・高血圧内科
柴垣　有吾	聖マリアンナ医科大学腎臓・高血圧内科

寺脇　博之	福島県立医科大学人工透析センター
石川　弘子	JAとりで総合医療センター
山口　伸子	慶應義塾大学病院
田熊亜希子	東京慈恵会医科大学腎臓・高血圧内科
横山啓太郎	東京慈恵会医科大学腎臓・高血圧内科
澁江　育子	東京慈恵会医科大学慢性腎臓病病態治療学講座
平松　　信	岡山済生会総合病院腎臓病・糖尿病総合医療センター
中山　昌明	福島県立医科大学腎臓高血圧・糖尿病内分泌代謝内科学
宮崎　正信	宮崎内科医院
丹野　有道	東京慈恵会医科大学腎臓・高血圧内科
五味　秀穂	一般財団法人航空医学研究センター

目 次

巻頭言 ………………………………… 細谷龍男　7

医師編

腎代替療法の説明の仕方を教えてください …… 小倉　誠　9

腹膜透析の原理と透析量の評価方法を教えてください
………………………………………………… 山下明泰　17

腹膜透析の治療モードの選び方を教えてください
………………………………………………… 中元秀友　26

腹膜透析患者の貧血治療について教えてください
………………………………………………… 山本裕康　35

腹膜透析患者の栄養管理について教えてください
……………………………………… 鈴木梨江，菅野義彦　41

腹膜透析患者の糖尿病管理について教えてください
………………………………………………… 阿部雅紀　47

腹膜透析患者における電解質管理のポイントを教えてください
（骨Ca代謝以外）……………………… ヒース雪，小松康宏　55

腹膜透析患者のCKD-MBD管理について教えてください
………………………………………………… 根木茂雄　67

腹膜透析（PD）患者の腹膜炎を減らすには
どうしたらよいですか？ …………………… 池田雅人　75

出口部感染を減らすにはどうしたらよいですか？
……………………………………… 鷲田直輝，伊藤　裕　85

PDカテーテル留置術のコツとカテーテルトラブル対応に
ついて教えてください ……………………… 深澤瑞也　90

EPSの治療戦略は？ 手術適応とその実際について
教えてください ……………………………………… 室谷典義　97

PD・HD併用療法の導入基準と離脱基準を教えてください
………………………………………………………… 松尾七重　104

適正な腹膜透析継続期間について教えてください
………………………………………… 鯉渕清人，酒井　謙　109

高齢者の腹膜透析（PDラスト）について教えてください
………………………………………………………… 中野広文　118

腎移植前後の腎代替療法として腹膜透析を選択する際の
ポイントと管理の注意点を教えてください
………………………………… 小板橋賢一郎，柴垣有吾　122

これまでPDを行ったことのない施設でPDを始めたいの
ですが，具体的にはどのようにすれば良いのでしょうか？
………………………………………………………… 寺脇博之　127

看護師・PDコーディネーター編

保存期の療法選択外来の取り組みについて教えてください
………………………………………………………… 石川弘子　130

PD教育プログラム作成のポイントについて教えてください
………………………………………………………… 山口伸子　137

PDコーディネーターの役割を具体的に教えてください
………………………………………………………… 田熊亜希子　146

在宅療養推進のための連携について教えてください
………………………………………………………… 中野広文　151

透析患者が高齢化するわが国では，今後どのような
治療体制が必要となりますか？ ……………… 横山啓太郎　156

家庭状況や仕事に関する疑問集 ………………… 澁江育子　161

保険制度編

腹膜透析にかかわる医療制度についての疑問集
………………………………………………………… 平松　信　168

新しいPDの挑戦

PDは慢性心不全の治療として有用ですか？
　また，その有用性に関する臨床エビデンスはあるのですか？
………………………………………………………… 中山昌明　184

往診医療とPDについて教えてください ………… 宮崎正信　193

災害時のPDの対応について教えてください …… 寺脇博之　198

スマートフォンを用いた遠隔地からのPD診療支援システムに
　ついて教えてください ………………………… 丹野有道　202

腹膜透析患者が海外に出て行くには
　どのようにしたらよいですか？ ……………… 五味秀穂　206

索引 ……………………………………………………………… 212

巻頭言

　2011年6月に筆者が監修し「腹膜透析療法マニュアル」を，同じ東京医学社より刊行した．幸いにも反響は大きく，多くの方にお読みいただいた．またその結果とも思われるが，たくさんの質問を医師のみならずコメディカルなどの多くの方々からいただいた．その質問の内容は手技的な問題から，感染対策，患者教育，医療・介護保険の利用の仕方など多岐に及ぶが，その多くは実際の診療にかかわる実務的なことに関するものが多かった．われわれの教室は，上田泰先生以来，日本における腹膜透析（PD）に対して先駆的な役割を果たしてきたと自負している．そこで，これらの質問にできるだけ具体的にお答えするために，筆者の後任である横尾隆教授と協力して，「腹膜透析療法Q&A」を企画した．執筆者もわれわれの教室関係者のほか多くの専門性を有している方々にご協力いただくことができ，このたび発刊の運びとなった．

　私事で恐縮であるが，筆者は東京慈恵会医科大学腎臓・高血圧内科主任教授を2013年3月に退任し，名誉教授の称号をいただいたが，もう少し仕事を通してこの分野でお役にたちたいと思い，寄附講座「慢性腎臓病病態治療学」を立ち上げた．その講座のテーマの1つは，CAPDの普及と考えている．現在わが国の透析患者は著しく高齢化が進んできている．高齢者にとってCAPDは，心血管系への影響が少なく，血液透析に比較し急激な変化をもたらすことが少なく，体液貯留傾向はあるものの，また一方で心不全に対してもよりよい効果も確認されている．特に，残存腎機能がある程度ある腎不全患者に対してよい適応があると思われる．そして何よりCAPDは自宅で透析でき，通院の回数も減らすことが可能であり，ご家族と過ご

せる時間も多い．このような点から，高齢者にとってよい腎代替療法の選択肢の1つであると考えている．手技は覚えていただかなければならないが，家庭血液透析に比べ大がかりな装置も必要なく，手技も慣れていただければ比較的簡単である．そのような筆者の考えに基づいて，高齢者にCAPDを普及させるべく寄附講座の仕事を始めたのであるが，解決しなくてはならない多くの問題もあった．例えば，患者教育のみならずご家族の方々に対するご理解や支援体制の強化，医療・介護保険の利用の仕方や制度の改革，急変時対応，コメディカルスタッフの理解と協力，そしてPD・HD併用療法の確立など，数えあげればきりがないほどである．CAPDには多くのよい点があるのにもかかわらず，日本における普及率が欧米に比較して低いのは，このような問題点に対する取り組みが不足していることも一図と考えられる．

　この本の発刊にあたり，これらの諸問題の解決に本書が少しでもお役に立ち，PDに対するご理解が深まっていただけることを願うものである．

2014年8月

　　　　東京慈恵会医科大学名誉教授/慢性腎臓病病態治療学教授

　　　　　　　　　　　　　　　　　細谷　龍男

医師編

Q 腎代替療法の説明の仕方を教えてください

A
- PDに関する腎代替療法の説明は，腎不全が進行し，今後，透析導入が必要と考えられる時期に行います
- 対象は，物理的にPDが不可能と考えられる症例以外，全例です
- PDのメリット・合併症・継続期間などを，医師のみならず医療チームとして，本人およびご家族に説明していくことが重要です

本章では腎代替療法の説明の仕方を，特にPD導入に焦点を絞って解説します．

——保存期CKDにおける腎代替療法の説明の時期

CKDが進行してきた状況において，血液透析（HD），腹膜透析（PD），腎移植に関する情報提供を十分行うことが大切です．この際，日本腎臓学会，日本透析医学会，日本移植学会，日本臨床腎移植学会が合同で作成した「腎不全 治療選択とその実際」などの小冊子が役に立ちます[1]．療法選択の説明の開始時期は，CKD診療ガイド2012によれば，「ステージG3以降では，腎代替療法（透析療法や腎移植）に関する情報提供が必要である」とされており，一般的には「eGFR 50 mL/分/1.73 m^{2}未満，ただし70歳以上ではeGFR 40 mL/分/1.73 m^{2}未満で行うことを推奨する」とされています．また，詳細な腎代替療法

に関する情報提供は,「腎障害が進行性であり,かつ,eGFR 15〜29 mL/分/1.73 m^2(ステージG4)の時期に行うことを推奨する」と書かれています[2].しかし,年齢60歳の方を例にとれば,eGFR 15 mL/分/1.73 m^{2}は,男性でCr 3.5 mg/dL,女性で2.7 mg/dLなので,本人が透析についてのお話を受け入れるには少し早い場合もあります.基本的に患者は腎代替療法の開始を望んでいません.「保存期で頑張る」という気持ちと「腎代替療法を知っておく」という気持ちは相反するわけではありませんが,それぞれの病状,合併症,性格,生活・家庭環境などを十分考慮して,CKD治療の継続の意欲をそがないように,十分に時期を考えて説明にあたることが必要です.また,外来では,本人のみが来院することが多いですが,透析医療は家族の協力が欠かせないため,必ずご家族の方と一緒にお話をすることが大切です.この際は,医師だけでなく,看護師やケースワーカーなどのチームで精神面のサポートを含めた治療にあたることが重要です.

―― 透析導入基準

わが国においては,平成3年度厚生科学研究腎不全医療研究事業研究報告書による慢性維持透析療法の導入基準があり,現在も使用されています[3].これは,Crで規定される腎機能だけでなく,腎不全による症状,生活制限の程度を考慮に入れ,60点以上を基準と定めています.時代が変化した現在でも使用できる,日常臨床に即したとても使いやすい基準です.しかし,この基準は主としてHDを念頭に置いて定められたものです.PDはその特徴や特殊性も備えているため,2009年にはPDガイドラインが発行され,独自のPD導入基準が作成されました(表1)[4].またPD導入後に残存腎機能が患者予後に与える影響は大きいことから,PD導入が予定されている例では,自他覚

表1　腹膜透析導入基準

1. 腹膜透析導入に際しては，血液透析，腹膜透析，さらに腎移植に関する十分な情報の提供を行い，同意の下，決定する．
2. 腹膜透析の有用性を生かすために患者教育を行い，計画的に導入する．
3. CKDステージ5（糸球体濾過量15.0 mL/分/1.73 m^{2}未満）の患者で，治療に抵抗性の腎不全症候が出現した場合，透析導入を考慮する．
4. 糸球体濾過量が6 mL/分/1.73 m^{2}未満の場合は透析導入を推奨する．

症状が認められない場合でも，GFRが6.0 mL/分/1.73 m^{2}未満の場合は導入を勘案することが推奨されています．

——PD導入の説明にあたって注意する点

1．PDの現況と問題点

　CAPDは24時間連続した透析ですから体液や血圧の変動が少なく，体への負担が軽度です．また，自由度の高い生活が可能で，社会復帰が容易です．そのうえ，HDに比して残存腎機能が長く保持されます．生命予後の観点からみても，導入後数年間の予後はHDと同等，あるいはやや良好との報告が数多く出されています．それにもかかわらず，2013年度末の現状では，日本のPDは新規透析導入数の2.9％にとどまっています[5]．

　その理由としては，下記のようなことがあげられます．
①日本のHDの特殊性
　HDの質がきわめて高く世界で最も良好な生存率であることや，HD施設が多くどんな地域でも通院可能なこと．
②PDが長期にわたる場合の腹膜劣化
　移植の機会が少ない日本では，長期PDを行う必要があるが，

その際の腹膜劣化や被囊性腹膜硬化症(EPS)発症のリスクの問題.

③日本人の特性

　自己管理が得意ではなく,「医療者にまかせる」HDを選択しやすい特性.

④医療者および社会でのPDの認知不足

　特に,保存期CKD患者に対するPDについてのインフォームドコンセントの不徹底やPDが可能な医療機関,医療スタッフの不足.

　このうち②については,後述するように,継続年数の制限や腹膜機能の評価(PET検査)による中止時期の判断などで乗り越えることが可能と考えられます.また,中性液が用いられるようになり,腹膜劣化も改善される可能性もあります.一番大きな問題は,④にあります.導入基準の項で述べたように,保存期CKDの患者に対して,PDに関する情報提供を十分行うことが大切です.この際に大切なことは,一律に「2Lのバッグを1日3～4回,24時間」行う従来のPDではなく,残存腎機能のある透析導入直後は,1日2回程度の低頻度のバッグ交換でPDを開始することも考慮すべきです.在宅で治療できるメリットは大きいものの,患者にとっては,日々のバッグ交換はストレスです.このように,残存腎機能を考慮して,低頻度交換などから開始し,残存腎機能の低下に応じて徐々に交換回数や透析液量を変更していく方法を,「インクリメンタルPD」といいます(図).もちろん,この際に,透析効率や体液量コントロールを適切に維持することはいうまでもありません.最低限KT/V>1.7の基準を考慮して透析量を決めていくのが重要です.

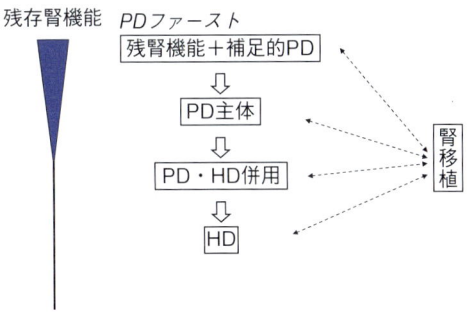

図　包括的腎代替療法　インクリメンタル PD

2. 選択基準

　まず，PD が物理的に不可能な状況は，①透析効率が維持できないほど腹腔容積が減少している場合—手術・炎症による高度な腹膜癒着など，②腹腔容積の増大による胸腔の圧排によって換気障害が増悪する場合—高度の慢性閉塞性肺疾患（COPD）など，③腹腔への透析液の貯留によって，腰痛が増悪する場合—高度の椎間板ヘルニアなど，があげられます．それ以外の患者は PD 可能なのですが，従来 PD には，積極的適応と消極的適応などの分類がありました．積極的適応とは，十分な自己管理能力があり CAPD を希望する，ないしは積極的に社会復帰を希望する患者などを指します．一方，消極的適応とは，循環器合併症，バスキュラーアクセス不良，透析困難症などで体外循環が難しい患者を指していました．また，高齢者については，消極的適応ではないものの，本人の自己管理能力などの問題がある場合が多いため，あまり積極的には勧められていませんでした．しかし，CKD の患者は多様化および高齢化しており，従来の積極的適応の患者を中心に CAPD を勧めるというやり方は見直されてきています．CAPD は個人の状況によってカスタ

表2 被嚢性腹膜硬化症回避のための中止条件

1. 長期透析例あるいは腹膜炎罹患後の例で腹膜劣化の進行が疑われる場合，被嚢性腹膜硬化症の危険性を考慮して腹膜透析の中止を検討する．
2. 腹膜劣化を判断するための基本的な検査として，腹膜平衡試験（PET）を定期的に行うことを推奨する．

マイズできる透析方法なので，物理的に不可能な患者でなければ，療法選択の説明の際に，必ずPDの可能性を念頭に置いてお話しすることが重要です．

3. 継続期間

CAPDの継続期間が長期にわたると，徐々に腹膜機能が低下してきます．この状態が継続すると，溶質除去不全，除水不全となり，透析不足および溢水の状態に陥ります．また，被嚢性腹膜硬化症（EPS）が発症すると，腸閉塞や敗血症が起こり，生命予後に影響を与えます．1997年の厚生省の研究班による「EPS予防のためのCAPD中止基準指針」では，①PET検査などで示される腹膜機能低下（D/P Crがhighカテゴリーを持続），②腹膜炎の既往，③透析期間（8年以上）がEPSの危険徴候とされています．その後のわが国の前向き観察研究でも，EPS発症頻度は3年で0％，5年で0.7％，8年で2.1％，10年で5.9％と報告されており[6]，5～8年以上のCAPDの継続はEPSの発症確率を高くする可能性があると考えられています．前述のPDガイドラインのなかでも，表2のように，長期腹膜透析例あるいは腹膜炎罹患後の例で腹膜劣化の進行が疑われる場合，EPSの危険性を考慮して腹膜透析の中止を検討すること，腹膜劣化を判断するための基本的な検査として，腹膜平衡試験（PET）を定期的に行うことを推奨することが明記されていま

す[4]．現在では，以前の酸性液に代わって中性液が使用され，これが従来と同じ頻度で腹膜劣化やEPSを発症するかについては検討されている最中です．現時点では，CAPDを開始する時点で，EPSの危険性は常に存在することや，比較的安全な施行期間は5～8年以内であることを説明する必要があります．

4. どのような患者がPDを選択するか？

　前述のように，ステージが進行したCKDの患者では，物理的にPDを行うことが不可能な状況でない限りは，すべてPDの適応はあると考えていいと思います．高齢で自己管理が不可能と考えられる場合でも，ご家族の協力があればPDは十分可能であり，在宅医療の恩恵にも与かることができます．この理由で，PDを選択される高齢者とそのご家族の方は数多くいらっしゃいます．また，性格的に不向きと判断された患者でも，本人のモチベーションが上がればPDを継続していくことが可能な場合もあります．単純にいえば，やってみなければわからないということです．先入観だけで，PDが不可能と判断してはいけません．最近では，PDを末期腎不全治療の第1選択とする「PDファースト」の概念が提唱されています（図）．この概念は「PDの利点を十分に生かすために，残存腎機能を有する患者でPDへの導入を優先的に考慮する考え方」です．確かに，従来の「2Lのバッグを1日3～4回，24時間」で開始することは，本人および家族に物理的・精神的な負担になります．しかし，インクリメンタルPDの考え方で導入を進めていけば，PDの門戸は広がるはずです．継続期間中に，もしPDがその患者さんに合わないと判断された場合には，PD＋HD併用療法やHD単独療法へ移行するのはそれほど困難なことではありません．このようなコンセプトを実践していくためにも，導入前に医療チームが，患者およびご家族と的確にコミュニケーション

をとっていくことが非常に重要なのです．

文 献

1) 日本腎臓学会・日本透析医学会・日本移植学会・日本臨床腎移植学会編：腎不全 治療選択とその実際 2012年度版，2012
2) 日本腎臓学会編：CKD診療ガイド2012．日腎会誌 54：1031-1189，2012
3) 川口良人，二瓶 宏，平沢由平，他：透析導入ガイドラインの作成に関する研究．平成3年度厚生科学研究：腎不全医療研究事業報告書（班長：三村信英），国立佐倉病院，pp125-132，1992
4) 2009年度版日本透析医学会腹膜透析ガイドライン．透析会誌 42：285-315，2009
5) 日本透析医学会：図説わが国の慢性透析療法の現況 2013年12月31日現在，2014
6) Kawanishi H, Kawaguchi Y, Fukui H, et al：Encapsulating peritoneal sclerosis in Japan：a prospective, controlled, multicenter study. Am J Kidney Dis 44：729-737, 2004

〈小倉　誠〉

医師編

Q 腹膜透析の原理と透析量の評価方法を教えてください

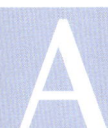

A
- 腹膜機能の検査法およびその重要性
- 透析効率と透析量
- 腹膜透析継続の限界

——はじめに

腹膜透析（peritoneal dialysis：PD）はもともと，末期腎不全患者のための間欠的治療法の1つであり，1923年にドイツのGanterによって初めて行われました[1]．アメリカのFineらは1940年代にPDを追試し，透析液として生理食塩液を用いて肺水腫を起こした経験から，高張液による除水が可能であることを示しました[2]．しかし同じ頃，Kolffらが血液透析（hemodialysis：HD）による優れた臨床成績を報告したため[3]，その後PDが積極的に利用されることはありませんでした．1976年にPopovichらによって連続携行式腹膜透析（continuous ambulatory PD：CAPD）[4]が考案されてからは，単に「腹膜透析」といえばCAPD，またはその発展的変法を指すようになりました．

本稿では，PDの原理から始め，腹膜透過性および透析量の評価法について述べます．

——腹膜透析の原理と特徴

PDは濃度差に基づく溶質除去（分子拡散）および浸透圧差に基づく水分除去（浸透）を基本原理としています（図1）．浸透圧を調節するために，ブドウ糖濃度が異なる3種類の透析液が用意されています．透析液がリンパ管を介して体内に再吸収

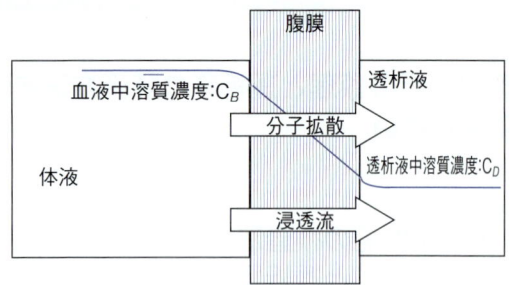

図1 PDにおける物質移動モデル
溶質除去は分子拡散，水分除去は浸透圧差に基づく浸透流によって生じる．

されるルートもありますが，量的にはわずかといわれています．
　腹膜の断面を走る無数の毛細血管は，HDにおけるダイアライザの中空糸に相当します．HDでは透析液をシングルパス（使い捨て）で使用するため，除去対象溶質の透析液入口濃度が常にゼロであるのに対し，PDでは透析液中溶質濃度 C_D が経時的に増加するため，クリアランスは大きく減少します．

——腹膜機能検査と効率

　PDでは「透析膜」を選択することはできません．設定できるのは透析液の種類，1日に使用する透析液量および交換スケジュールの3つです．したがって，腹膜の透過性を評価すること（腹膜機能検査）は，HDでダイアライザを選択するのと同等の重要な意味があります．以下に，腹膜機能検査の代表的な方法を記します．

1. 腹膜平衡試験（peritoneal equilibration test：PET）[5]

　PETの原法では 2.5% Dianeal®（バクスター社），2.0 Lを4時間腹腔内に貯留しますが，実際には他社の同等透析液を使用

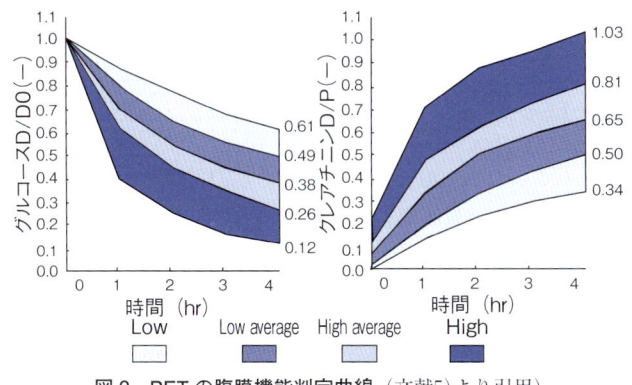

図2 PETの腹膜機能判定曲線（文献5)より引用）

することもあります．注液2時間および4時間における透析液中クレアチニン濃度Dと，血液中クレアチニン濃度Pの比 D/P ［－］および透析液中ブドウ糖濃度Dとその初期濃度D0の比 D/D0 ［－］を測定し，前者で小分子溶質の除去能，後者で除水能を評価します．2時間目の検査を省略する簡易型PET（frequently and short time PET：fast PET）を用いることもあります．検査結果を標準曲線（図2）上にプロットし，透過性の高いほうから順に High，High average，Low average，Low の4段階に分類します．

PETは特別な装置やソフトウェアを必要とせず，世界中で使用されている標準曲線と比較できるため，臨床的にはとても便利です．しかし「2.5% Dianeal®，2.0 Lを4時間貯留」という条件で行われるので，日常治療における溶質除去能や除水能を直接評価することはできません．

2. 総括物質移動・膜面積係数

腹膜の総括物質移動係数 K_o と有効膜面積 A との積 K_oA

〔overall mass transfer-area coefficient：MTAC（mL/min）〕は，小分子溶質については次式で算出できます[6,7].

$$K_oA = -\frac{\overline{V_D}}{t}\ln\left\{\left[\frac{V_D(t)}{V_D(0)}\right]^n \frac{C_D(t)-\overline{C}_B}{C_D(0)-\overline{C}_B}\right\} \quad\text{(1)}$$

ここで$\overline{C}_B$は血中溶質濃度，$C_D(0)$，$C_D(t)$ は注液時および排液時透析液中溶質濃度（mg/mL），$V_D(0)$，$V_D(t)$，V_Dは注液時，排液時および平均透析液量（mL），t は透析液貯留時間（min）です．また n は 0（Hendersonら[8]），1（Babbら[9]，Garredら[10]），1/2（筆者ら[6,7]）の値をとります．(1) 式から尿素やクレアチニンについてK_oAを算出すれば，透過性を評価できるばかりでなく，数理モデルと組合せることで透析液中および血液中溶質濃度を推定することができ，必要な透析量や透析液量，さらに治療スケジュールを検討することも可能です．

3. 腹膜機能解析専用ソフトウェア

K_oA を求める計算は臨床ではやや煩雑であるため，これを簡便に行うことができるソフトウェアが，PDメーカーから供給されています．1990年代には多くのメーカーがソフトウェア開発に熱心でした．当時は，PD-Adequest®（バクスター社），PDC™（ガンブロ社）がよく利用されていました．ところが前者の最新版は日本語化されておらず，後者はガンブロ社のPD撤退に伴い，市場から姿を消しました．現在，日本で使用できるものは以下の3つです．

1) PatientOnLine（フレゼニウスメディカルケア社）

日常治療の結果を入力データとして使用するPFT（peritoneal function test）の考え方をベースにしています．また，PDは保存期から導入されることが多いので，このソフトウェアでは慢性腎臓病（chronic kidney disease：CKD）からPDへ移行する患者のためのデータベースが工夫されています．

2) PD-NAVI Light（ジェイ・エム・エス社）

このソフトウェアでは腹膜機能を複数のモデルで総合的に判定できるほか，除水量，Na除去量，Kt/V（後述），Ccr（後述），蛋白質漏出量の5つについて目標値を満たす処方を提案できます．現在の目標達成率をレーダーチャートで確認することもできます．

3) PHD-NAVI（ジェイ・エム・エス社）

PDとHDを組合せたPD＋HD併用療法は，腎臓移植が少ないわが国発の新しい治療モードです．このソフトウェアは併用療法のために作られた唯一のソフトウェアです．

——透析効率と透析量

臨床的に広く受け入れられているPDの溶質除去指標には，週間尿素Kt/Vと週間クレアチニンクリアランスの2つがあります．

1. 週間尿素 *Kt/V*（*Kt/V*）

Kt/Vは尿素クリアランスKと治療時間tの積を，患者の体液量Vで除した形をもつ無次元の指標です．その算出には，

$$\frac{Kt}{V} = \frac{1}{V} \sum_{i=1}^{m} (V_D)_i \times \left(\frac{C_D}{C_B}\right)_i \approx m\left(\frac{\overline{V_D}}{V}\right) \quad (2)$$

を用います．ここに$(V_D)_i$はi番目の透析液排液量（L），V_Dは平均透析液廃液量（L），$(C_D/C_B)_i$はi番目のD/P比（−），mは1週間の透析液交換回数です．

以前は$Kt/V=2.0〜2.1$[11,12]が目標値とされていましたが，その後の臨床研究により現在では残存腎機能と合わせた総Kt/V≧1.7が現実的な値として推奨されています[13,14]．$V \approx 36.0$ Lの患者がPDだけで$Kt/V=2.0$を満足するには，$Kt=2.0 \times V=72.0$ L/wk＝10.3 L/dayとなり，2.0 L透析液を1日5回交換するか，

1日4回交換に残存腎機能を含め2.0 Lの除水が必要であることがわかります.

2. 週間クレアチニンクリアランス（Ccr）

PDでCcrを議論する場合,欧米人の腹膜面積（≒体表面積）1.73 m^{2}で正規化し,さらに1週間値に換算するのが普通です.以前はCcr = 60 L/週/1.73 m^{2}が目標とされていましたが[11,12],その後の検討では45 L/週/1.73 m^{2}が支持されています[15].しかし,クレアチニン濃度は筋肉量と相関するため,クレアチニン濃度の高いほうがむしろリスクが低いことは古くから知られていました[16].そこで最近は,国際的なガイドラインで,Ccrを透析量の指標として使用することはなくなりました.

3. 腹膜透析量の問題点

Kt/VやCcrは身体のサイズで正規化されていますが,この妥当性について検証する必要があります.筆者らはCAPD患者のKt/Vは患者の体重に対して逆相関を示す（図3）ことより,相対的には小さな患者ほど透析量が多い治療を受けていることを示しました[17].CAPDでは,処方を微調整しにくいことが一因となっているのでしょう.専用ハードウェア（サイクラ）で処方を微調整できる自動腹膜透析（automated PD：APD）では,Kt/Vはほぼ一定値を示しました（図4）[17].また,図3, 4に示したデータは,臨床所見が良好な患者を選択して採取されていますが,「Kt/V = 2.0, Ccr = 60 L/週/1.73 m^2」を満足する患者は多くないことがわかります.体液量が大きな欧米人を対象に行われた研究の結果を,日本人の治療にあてはめる際には再検討の必要があります.

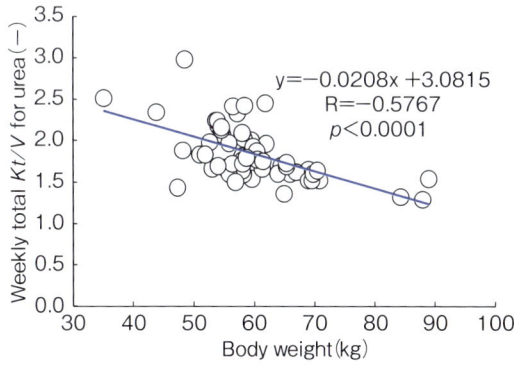

図3 CAPD患者における体重とKt/Vとの関係(*n*=58)
（文献17）より引用）

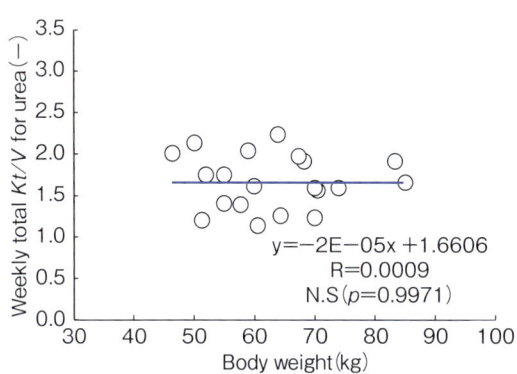

図4 APD患者における体重とKt/Vとの関係（*n*=21）
（文献17）より引用）

――おわりに

現在では，PDは残存腎機能があることを前提とするという考え方が主流です．すなわち，残存腎機能の低下とともに，PD+HD併用療法やHDへ移行することになります．この背景

には，長期の PD に伴い被囊性腹膜硬化症（encapsulated peritoneal sclerosis：EPS）などの合併症を高率に発症すること，および HD がこの 30 年間に格段の進歩を遂げてきたことがあげられます．PD の継続には，目標とする透析量を無理なく達成できる必要があります．そのためには腹膜の透過性および透析量の評価が重要です．

文　献

1) Ganter G：Veber die Beseitingung giftinger stoffe aus dem Blute durch Dialyse. Munchener Medizische Wochemshrift 70：1478-1480, 1923
2) Fine J, Frank H, Seligman AM：The treatment of acute renal failure by peritoneal irrigation. Ann Surg 124：857-875, 1946
3) Kolff WJ, Berk HT：The artificial kidney：a dialyzer with a great area. Acta Med Scand 117：121-134, 1944
4) Popovich RP, Moncrief JW, Dechard JF, et al：The definition of a novel portable/wearable equilibrium peritoneal dialysis technique. Abstr Am Soc Artif Intern Organs 5：64, 1976
5) Twardowski ZJ, Nolph KD, Prowant BF, et al：Peritoneal equilibration test. Perit Dial Bull 7：138-147, 1987
6) 山下明泰，濱田浩幸：腹膜透過能の新しい簡易評価式の導出．透析会誌 31：183-189, 1998
7) 山下明泰：よくわかる腹膜透析の基礎，東京医学社，東京, 1998
8) Henderson LW, Nolph KD：Altered permeability of the peritoneal membrane after using hypertonic peritoneal dialysis fluid. J Clin Invest 48：992-1000, 1969
9) Babb AL, Johansen PJ, Strand MJ, et al：Bi-directional permeability of the human peritoneum to middle molecules. Proc Eur Dial Transplant Assoc 10：247-262, 1973
10) Garred LJ, Canaud B, Farell PC：A simple kinetic model for assessing peritoneal mass transfer in chronic continuous ambulatory peritoneal dialysis. Am Soc Artif Intern Organs J 6：131-137, 1983
11) CANADA-USA（CANUSA）peritoneal dialysis study group：Adequacy of dialysis and nutrition in continuous peritoneal

dialysis：Association with clinical outcomes. J Am Soc Nephrol 7：198-207, 1996
12) NKF-DOQI：Clinical practice guidelines for peritoneal dialysis adequacy. Am J Kidney Dis 30：S69-S136, 1997
13) Lo WK, Ho YW, Li CS, et al：Effect of Kt/V on survival and clinical outcome in CAPD patients in a randomized prospective study. Kidney Int 64：649-656, 2003
14) 中山昌明，川西秀樹，友　雅司，他：2009年版日本透析医学会「腹膜透析ガイドライン」．透析会誌 42：285-315，2009
15) Blake P：A review of the DOQI recommendations for peritoneal dialysis. Perit Dial Int 18：247-251, 1998
16) Lowrie EG, Huang WH, Lew NI：Death risk predictors among peritoneal dialysis and hemodialysis patients：a preliminary comparison. Am J Kidney Dis 26：220-228, 1995
17) Yamashita A, Ishizaki M, Nakamoto M, et al：Re-evaluation of adequate dose in Japanese PD patients. Adv in Perit Dial 19：254-258, 2003

（山下明泰）

医師編

Q 腹膜透析の治療モードの選び方を教えてください

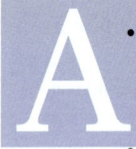

- 腹膜透析処方で重要なことは至適透析を満たしており，QOLを損なわず，患者の満足度が高いことである
- 残存腎機能（RRF）と腹膜透過性を考慮した透析処方を考える
- 透析処方は，透析液の種類，貯留液量，透析パターンの3つで決定される

―― 腹膜透析（peritoneal dialysis：PD）透析処方の実際

PDの透析処方は，①用いる透析液の種類，②腹腔内透析液貯留量，さらに③透析パターンの3つで決定されます．この透析処方の決定は一般に主治医が指示を出しますが，この方法によって患者のPDライフは大きく影響されます．したがってPD療法において最も重要であり，医師の実力の見せ場でもあります[1,2]．

最も重要なことは，①至適透析量を満たしていること，そして②患者自身の生活の質（QOL）を損なわないこと，そして③患者自身が満足することです．さらに，④残存腎機能（RRF）維持と腹膜透過性を考慮した透析処方を考えること，これは長期継続を考えた場合には非常に重要なポイントです．本章では「透析モード（透析処方）」を考える場合のポイントを示します．

―― 透析モード決定のプロセス

「透析モード」の決定に考えるべきポイントは，①手動で行う

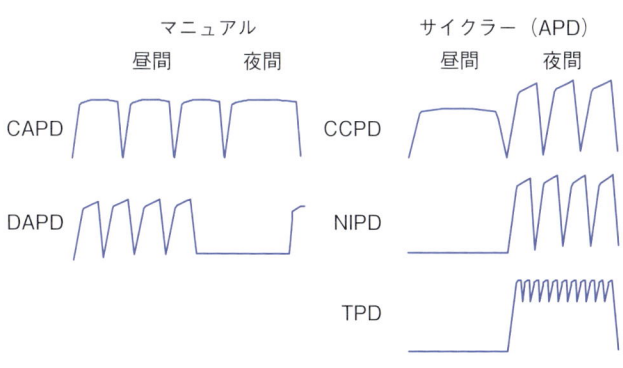

図1 PD療法の種類

CAPD：continuous cyclic peritoneal dialysis, DAPD：daytime ambulatory peritoneal dialysis, CCPD：continuous cyclic peritoneal dialysis, NIPD：nightly peritoneal dialysis, TPD：tidal peritoneal dialysis

PDを選択するのか（CAPD），あるいは②夜間中心にサイクラーを用いるAPD（automated peritoneal dialysis：自動腹膜灌流装置）を行うのか（APD）という点にあります（図1）．APDは自動腹膜灌流装置を用いて自動的に腹膜透析液を交換する方法であり，NIPD，CCPD，さらにTIPDの3つに分かれます．CAPDは純粋に自分で透析液を交換する方法であり，standard PD（標準法）と考えてよいでしょう．PDのなかでも，昼間だけ手動で頻回に交換を行うDAPDという手法もありますが，APDが一般的に用いられているため広くは行われていません．一方APDは，夜間に自動腹膜灌流装置を用いて透析を行い，透析不足（溶質除去不足）の場合には昼間の手動による透析液交換を行います．当然APDを用いたほうが患者自身の負担は少なくなり，さらに透析量を増加させることができます．夜間のみ交換を行うNIPD，さらに昼間に交換を持続的に行うCCPDが広く行われている方法です．腹腔内に残液を残

し，一部のみAPD交換するTIPDという方法がありますが，まれに小児で行われています．一方，NIPDに1回（NPD+1）ないし2回（NPD+2）の昼間の交換を追加する方法があります．これらの方法とCCPDとの違いは，透析液を注液しない休息の時間を設けるか否かです．持続的に透析液を貯留させる場合にはCCPDです（図1）．

透析モードを考える場合に一番重要なことは，PD導入後の透析方法の選択です．APDを用いるか，CAPDを用いるべきかの選択は，第一に患者自身の生活レベルと好みで決定すべきです．昼間の仕事と，QOLの改善を考えればAPDは魅力的です．また高齢者で1日4回交換を行う必要がないような場合には，APDは理想的な透析方法です（特にincremental PD）．しかしながら，夜間のみの交換ですむNIPDは魅力的ですが，RRFの低下が早いとの報告もあります．一方，夜間の不眠の訴えでAPDを継続できない場合も多々みられるため，その利点と欠点を十分に説明したうえで決定する必要があります．CAPDで導入したのちに，患者の状態をみてAPDに変更することも可能です．逆に除水が十分に得られないような腹膜透過性の亢進した患者（high average, high）で昼間も夜間も透析液の交換を行い透析量を増加させたり（NPD+1，NPD+2，CCPDなど），除水を得るためにもAPDは魅力的な透析方法です（表）[1,2]．

——PD患者の透析液選択

透析液は大きく分けて，ブドウ糖透析液とicodextrin（glucose polymer）の2つに分かれます．ブドウ糖透析液はPD開発時より使用されている一般的な透析液で，生体内の代謝も十分に理解されており，安全性も高い透析液です．しかしながら，血糖や脂質系に及ぼす影響，さらに腹膜への影響を考えると，

表　PET結果に基づく療法選択の基本方針

溶質輸送	CAPD（8L/日）での予測		好ましい腹膜透析療法
	限外濾過	溶質除去	
High	不良	良好	NPD, CCPD, NIPD＋1
High average	比較的良好	良好	Standard PD
Low average	良好	比較的良好 不良*	Standard PD High-dose PD
Low	非常に良好	不良	High-dose PD

表は腎機能廃絶後の場合を示す．
*体表面積＞2.00 m^2
NPD：夜間（8～12時間）に10～12Lの透析液使用による自動腹膜透析．
DAPD：昼間（8～16時間）に10～12Lの透析液使用（夜間貯留なし）．
Standard PD：1日8Lの透析液使用によるCAPD，夜間6～8Lと昼間2LのCCPD．
High-dose PD：1日9L以上の透析液使用によるCAPD/夜間8L以上・昼間2～4Lの透析液使用によるCCPD．
(Twardowski ZJ, et al：Clinical Value of Standard Equilibration Test in CAPD Patients. Blood Purif 7：95-108, 1989)

高濃度のブドウ糖液を使うことには問題も多いです．特に腹膜の透過性が亢進した患者（high, high average）で除水を強力に行うことを考えるのであれば，高濃度ブドウ糖液を使用するよりもicodextrinを使用すべきです（図2）．またブドウ糖の吸収がないため糖尿病患者の血糖管理，高脂血症の予防にも有用です．しかしながらicodextrinは酸性液であり，長期使用の腹膜への影響，さらに生命予後に関しても不明なことから，残存腎機能を有する患者，腹膜透過性が低い患者（low, low average）に初期からむやみに使用することは控えるべきです．そのほかに，高齢者などでincremental PDを考える場合にicodextrinは

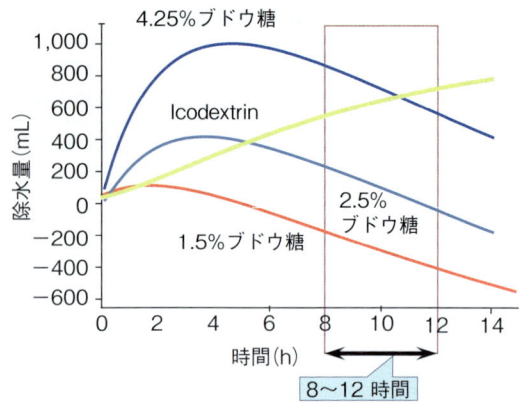

図2 Icodextrin とブドウ糖透析液の貯留時間による除水曲線

有望な選択肢となります．Icodextrin は低頻度で十分な除水が得られることもあり，広く使用されています．Icodextrin はその排泄経路が残存腎に依存していることから，残存腎機能(RRF)の廃絶している患者では，icodextrin の代謝産物である maltose や maltoriose など oligosaccharide の生体内への過剰な蓄積が起こります．そのため1日1回のみの限定使用に限るべきであり，決して24時間の連続貯留を行ってはなりません[1,2]．

一方ブドウ糖液は，わが国ではすべて中性透析液であり，生体適合性に優れており，その安全性は高いものです．現在1.5%ブドウ糖濃度の透析液と，2.5%ブドウ糖濃度の透析液があり，2.5%のほうが除水効率は良好です（図2）．さらに Ca 濃度に関しても低濃度と標準の2種類があり，患者の Ca の状態によって使い分ける必要があります．

──腹腔内貯留液量の決定（表，図3）

低分子物質などの腹膜からの除去量は，貯留液量に比例して

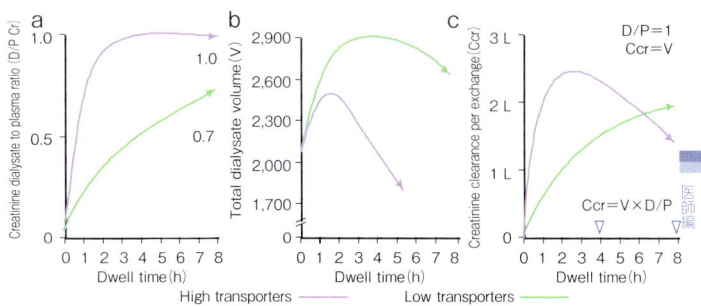

図3 腹膜透過性（D/P）Cr，排液量，ならびにクレアチニンクリアランス（Ccr）の関係
a：Crの移動　b：水の移動　c：透析量（CrCl）　（Twardowski ZJ：Nightly peritoneal dialysis（why? who? and when?）. Asaio Trans 36：8-16, 1990）

増加することから，至適透析を考えた場合の透析不足には，まず腹腔内透析液の貯留量を増加することが一般的です．特にRRFの低下した患者や体格の大きな患者では，透析不足になりやすいことから透析液量を十分確保する必要があります．特に腹膜透過性が正常ないし低い患者では溶質の移動が十分に行われず，溶質除去不足となることがあります．その場合には大量の透析液を腹腔内に貯留する透析方法を選択します（high-dose PD）．しかし現在わが国で使用できる透析液は2Lまでであり，それ以上の貯留液量を使用する場合にはAPDを用いることが一般的です（high-dose PD）．またAPDを使用した場合には透析パターンを工夫することで，透析量を増加させることも可能です．Incremental PDではRRFの低下にあわせて透析パターンをNIPDから，APDに1回（NIPD＋1）ないし2回（NIPD＋2）の昼間貯留を加え，その後，昼間も持続的に透析液を貯留するCCPDとすることで透析量を増加させることができます．このように，貯留液量を増加させることで至適透析量を達成することができます．

医師編

──腹膜透過性と透析モードの選択（表，図3）

　PD液の除水量はその腹膜からの除水量と，リンパ管からの腹腔内液の再吸収によって決定されます．また腹膜からの除水量は腹膜の透過性で決定されます（図2）．そのために腹膜の状態を把握することは，透析モードの選択時にきわめて重要なポイントとなります．腹膜の状態把握の方法として腹膜平衡試験（peritoneal equilibration test：PET）を行うことが必要です．PETでは腹膜透過性の亢進（high, high average）した場合と，正常状態（low average, low）で大きく分けて考えるべきです．

　一般的な目安として，2〜4時間の短時間腹腔内貯留では除水が良好となりますが，Crなどの低分子物質の除去を考えた場合には5〜8時間の長時間の連続貯留を行うべきです．PETによる腹膜機能から考えた場合，腹膜透過性が正常な腹膜（low, low average）では5〜8時間の貯留でも良好に除水できますが，腹膜透過性が亢進している腹膜（high average, high）では，2〜4時間貯留の短時間貯留のほうが除水は良好となります（図3）．逆にいえば，腹膜透過性の亢進した腹膜では長時間貯留では再吸収のほうが強くなり，除水量は低下します．したがって，腹膜透過性の亢進している患者（high average, high）では，短時間頻回交換のPDを行ったほうが，除水量，溶質除去能ともに良好となります．そのため腹膜透過性の亢進したPD患者では短時間頻回交換が楽にできるAPD（NIPD, NIPD＋1, CCPD）を選択すべきであり，腹膜透過性の正常（low, low average）な患者では標準的なCAPD（standard PD）を行うことが一般的に行われています．正常な腹膜（low, low average）の患者でAPDを行うことは問題ありませんが，亢進した腹膜（high average, high）で標準的なCAPD（昼間3回＋夜間1回）を行った場合は除水不足になることがあります．その場合，icodextrinやPD＋HD併用療法を用いることで体液管理を行うこ

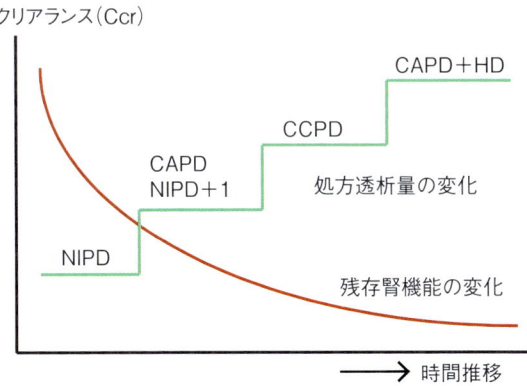

図4 PD導入後の残存腎機能（RRF）の変化に伴う処方透析CAPDの変化

とが必要となります．

——残存腎機能（residual renal function：RRF）と腹膜機能の変化に基づくPD処方の変更（図4）

　PD処方の重要な点は，RRFの変化と腹膜機能の変化を常に把握し，患者に最も適した透析処方を提示することです．特にRRFの低下に伴い透析不足に陥ることがあります．RRFや腹膜機能に合わせて透析処方を変化させていくことが主治医の大切な役割なのです．PDの透析処方は，①用いる透析液の種類，②腹腔内透析液貯留量，さらに③透析パターンの3つで決定されます．この透析処方の決定は一般に主治医が指示を出しますが，この方法によって患者のPDライフは大きく影響されます．したがって処方変更はPD療法において最も重要であり，医師の実力の見せ場でもあります．

　最も重要なことは，①至適透析量を満たしていること，そして②患者自身のQOLを損なわないこと，そして③患者自身が

満足することです.さらに④RRF維持と腹膜劣化予防を考慮した透析処方を考えること,これは長期継続を考えた場合には非常に重要なポイントです.そして導入した後もRRFや腹膜機能の変化に応じて透析処方を変更してゆくこと,この処方によって患者の状態やQOLは大きな影響を受けます.例えばincremental PDで導入した場合には,RRFの低下に合わせて透析液貯留量や交換回数を増やす必要があります.さらに腹膜機能の変化に伴いNPDからCAPD,場合によってはCCPDに変更する必要があります.透析液の種類の変更も重要であり,溢水状態ではicodextrinの使用や頻回交換透析を行う必要もでてきます.腹膜機能の低下があれば,PD+HD併用療法の適応,さらにはHDへの全面的な変更も考慮します(図4).現在のPD療法は種々の治療方法が用いられるようになった分,個々の医師の技量が大きくその治療方法に反映するようになりました.これらの治療はいずれも患者自身のQOLを損なわないよう配慮すること,そして必要透析量を満たすことが重要となります(適正透析療法).特に高齢者では,PD療法導入後もRRFの変化は少ないためにPD療法の変更は少なくてよいのです.その点からもPD療法は,高齢者に適した治療方法といえます.

文献

1) 中元秀友:腹膜透析.透析療法合同専門委員会企画・編:血液浄化療法ハンドブック 改訂第6版,pp150-170,協同医書出版社,東京,2011
2) 中元秀友:腹膜透析療法.篠田俊雄,峰島三千男編:透析のすべて―原理,技術,臨床―(Clinical Engineering),pp170-180,秀潤社,東京,2011

(中元秀友)

医師編

Q 腹膜透析患者の貧血治療について教えてください

A
- 維持すべき目標 Hb 値は 11〜13g/dL
- 適切な透析を行い，過不足のない鉄状態を維持しつつ ESA を投与する
- ESA 低反応性が疑われたらその原因となる病態の解明を !!

―― 慢性腎臓病と腎性貧血

　腎性貧血は慢性腎臓病（CKD）の代表的合併症の 1 つです．その主な原因は，腎組織の障害によって内因性エリスロポエチン（EPO）の産生が低下し造血が促進されないためだと考えられています．したがって，腎障害の進展とともに貧血の合併頻度は増加し，その程度は悪化します．CKD の病期でいえばステージ 3 以降に出現するようになり，透析が必要なステージ 5 になるとほとんどの患者で認められるようになります．また，糖尿病を基礎疾患とする場合には，より顕著となりやすいことが知られています．

　腎機能低下の結果として貧血になるのですが，この貧血自体がさらに腎障害を悪化させること，また心血管系合併症を増加させ生命予後にも影響を与えることが示されています．したがって，腎性貧血の治療には，単に貧血を是正して QOL 改善を目指しているだけでなく，臓器保護や生命予後の改善を期待した重要な意味があるのです．そのためには，いつ治療を開始するのか，是正目標はどうするのかなどの課題があり，これらをしっかりと認識し治療を行うことが重要です．欧米諸国をは

医師編

じめ，すでにいくつもの腎性貧血治療に関するガイドラインが策定されています．また，わが国においても2008年に日本透析医学会（JSDT）から腹膜透析（PD）患者を含めた腎性貧血治療ガイドラインが示されていますので，参考にしてみてください．なお，このガイドラインの改訂作業が進行中であり，2014年度内に示される予定です．

——腎性貧血に対する治療方法

　腎性貧血の原因のなかで，腎組織障害によるEPO産生障害の結果として赤血球系の分化・増殖が妨げられることが最も重要です．これはEPOの絶対的不足ともいえるでしょう．また，ヘモグロビン（Hb）濃度が低下しても是正するに必要なEPO産生ができない相対的不足が，貧血進行の要因とも考えられます．そして，もう1つの原因として，骨髄での造血においてEPOに対する反応性が鈍化していることがあげられます．本来，血中EPO濃度は健常人で概ね30 mIU/mL以下ですが，この濃度で正常なHb濃度が維持されています．一方，腎性貧血の診断において，貧血があるにもかかわらず血中EPO濃度が50 mIU/mL以上にならないことが参考になるとされています．これは，貧血を呈していてもEPO産生が亢進しないことを示唆しているのですが，視点を変えれば，CKDでは30 mIU/mL程度の血中EPO濃度が維持されているにもかかわらず，赤血球造血が刺激されないとも解釈できます．その原因として，腎機能低下による尿毒素の蓄積など，内部環境の変化が内因性EPOに対する骨髄での造血反応を低下させているともいえるでしょう．以上の病態を勘案した腎性貧血の治療法としては，必要十分なEPOを補充すること，EPOに対する反応性を低下させないよう内部環境の是正に努めることが，重要であることが理解できるでしょう．そして，もう1つ重要なポイントがあ

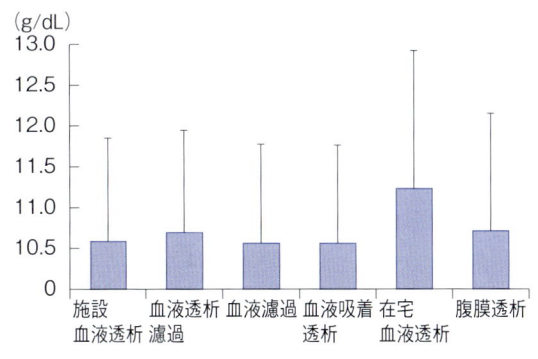

図1 各種透析療法におけるヘモグロビン濃度の比較（日本透析医学会：図説 わが国の慢性透析療法の現況 2012年末より引用）

ります．それは，鉄欠乏状態の是正です．造血の材料である体内鉄が欠乏していては，有効な造血反応を期待できません．したがって，鉄補充療法を適切に行うこともまた，大切な治療戦略となるのです．

1980年代に遺伝子組換えヒトエリスロポエチン製剤（rHuEPO）が登場し，その後さまざまな改良が加えられ，現在では長時間作用型を含め数種類の赤血球造血刺激因子製剤（ESA）として投与可能となり，腎性貧血治療は大きく前進しました．透析患者の貧血の程度に関してですが，わが国の腎性貧血治療は，数年前まではPD患者は血液透析（HD）患者と比較して貧血の是正がやや劣るとされていました．しかし，JSDTの2012年末の統計調査によれば，透析患者全体で10.60±1.28 g/dL，PD透析患者では10.73±1.43 g/dLとなっており，透析療法による貧血の状態にあまり相違はないようです．これにはESAの進歩が大きく貢献していると推察されます．図1に，各種透析療法におけるHb値の比較を示しましたのでご参

照ください．

――腹膜透析における腎性貧血の治療指針

　腎性貧血の治療においては ESA 投与が主役になりますが，効果的にそして安全に治療するためには，①いつから治療を開始するのか，②貧血是正の維持目標はどうするのか，③是正目標の上限値はあるのか，④鉄補充療法はどのように行うのか，以上のポイントをしっかりつかんでおくことが重要です．ここでは 2008 年版 JSDT ガイドラインに準じながら治療指針を示します．

　まず，ESA 投与の開始基準ですが，Hb 値を目安とし 11 g/dL を複数回下回った時点とするのが妥当でしょう．実際の診療においては，個々の症例の自覚症状，心血管合併症，腎機能低下を含む病態に応じて治療開始のタイミングを調整します．次に，維持目標およびその上限値ですが，Hb 値 11〜13 g/dL とし，これを超えたら ESA の減量・休薬を考慮しましょう．ただし，動脈硬化病変が進展していると思われる患者では，Hb 値 12 g/dL を超えないようにしましょう．なお，欧米のガイドラインでは，Hb 値 11.5 g/dL を意図的に超えないようにと記されています．今後，これらの設定値の是非が検証されると思いますが，欧米人と日本人では心血管系合併症の程度も異なりますので，現時点では維持目標値に相違があるのは致し方ないものと思われます．そして，鉄補充療法です．一般に，貧血治療として鉄補充が行われるのは，鉄欠乏性貧血に限定されています．腎性貧血においても，その考え方は同じです．しかし，CKD では軽微な炎症反応が認められることが多く，貯蔵鉄の指標として用いられている血清フェリチン値が高めになることが知られています．つまり，血清フェリチン値が少々高めであっても貯蔵鉄が不足している可能性があるということです．

そこで，トランスフェリン飽和度（TSAT）と組合せた鉄補充療法の開始基準として，血清フェリチン値≦100 ng/mL およびトランスフェリン飽和度（TSAT）≦20％が設定されました．この基準は，相当量の鉄補充を許容している欧米の基準と大きな相違があります．しかし，わが国の透析患者の予後が欧米人と比較して明らかに良好であることの要因の1つとして，このような鉄補充の考え方が貢献している可能性があり，今後これらの相違に関してもその是非が検証されるでしょう．

なお，ESA の投与法として皮下注射と静脈内注射がありますが，皮下注射のほうが半減期が長く効果的であることから，皮下注射が推奨されています．また，鉄剤に関しては経口投与と静脈内投与がありますが，その効果に相違がないとの報告もあり，患者が許容すれば経口投与が推奨されています．消化器症状などの副作用がある場合などでは，静脈内投与に変更しても問題はありません．ただし，将来的な内シャント作製を考慮して，静脈の穿刺部位には十分に配慮しましょう．

——ESA 低反応性への対応

腎性貧血治療の主役は ESA の投与ですが，期待した ESA の効果に見合った貧血改善が得られないことがあります．その原因の多くは鉄欠乏といわれていますが，鉄欠乏がないにもかかわらず ESA への反応性が低い場合，消化管出血・悪性腫瘍・感染症あるいは二次性副甲状腺機能亢進症などの合併症が問題となっていることが予想されます．このような場合には病態の精査を行い，その改善に努めましょう．そして，もう1つ重要なことは，透析不足が関与している可能性です．PD は，血液浄化療法としての効率は決して高くありません．もし，残存腎機能が低下しているなど透析不足の可能性があるのなら，それ自体が ESA 低反応性の原因かもしれません．図2は，ESA 低

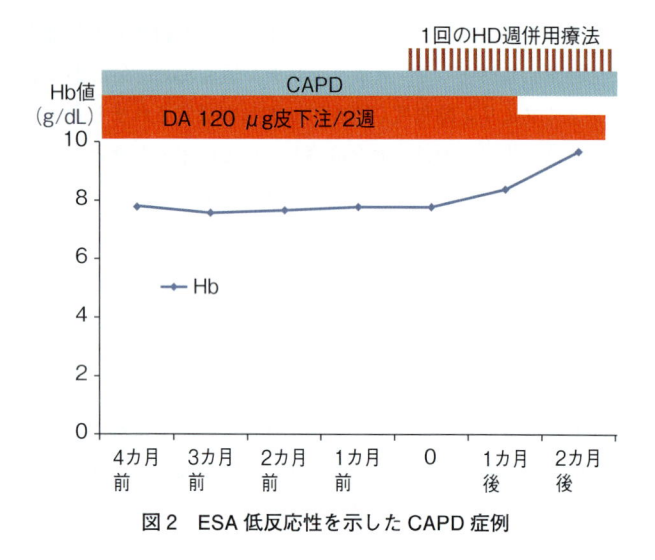

医師編

図2 ESA低反応性を示したCAPD症例

反応性を示したCAPD患者の臨床経過です．鉄欠乏はなく，ダルベポエチン120μgを2週間ごとに皮下注していましたが，貧血改善は認められませんでした．そこで，週1回の血液透析（HD）を併用したところESA低反応性が改善したため，Hb値は上昇しESAを減量することにも成功しました．現在，わが国ではPD＋HD併用療法が増加していますが，その適応として透析不足に伴うESA低反応性貧血をあげている施設も少なくありません．Hb値を上昇させるための安易なESA増量は，予後を悪化させる危険性が高く，厳に慎むべきです．ESA低反応性であることを察知し，その原因を究明し解決することは患者の予後改善にきわめて重要なのです．

（山本裕康）

医師編

Q 腹膜透析患者の栄養管理について教えてください

A
- エビデンスの少ない領域なので，ガイドラインはあくまで目安です
- 検査値をみながら調整をしましょう
- その調整の様子はチームで情報を共有しましょう

　透析導入に伴う栄養管理の変化で最も大切なのは，保存期腎不全の継続ではないことをしっかりと意識し，それを患者や家族だけではなく医療スタッフ全員で共有することです．まず栄養管理の目的が，「腎機能を保護すること」から「低栄養を予防すること」に変わります．これに伴い，何かと摂取制限が中心であった保存期腎不全の食事から，透析を受けることで身体からの除去能が上がった分，必要な栄養素をしっかり摂取することが原則となります．これは透析のモード，すなわち血液透析か腹膜透析かに関係なく大切なことです．

　もともと栄養管理に関する研究データは少ないので，ほかの領域のようにエビデンスに基づいて栄養管理をするのは無理があります．そのため栄養管理の方針はある程度理屈と経験で組み立てて，あとは実際の患者の様子や検査データを参考にして調整を続けることになります．ですから，透析導入時に一度指導をして，あとはそれきりというのではなく，定期的に（できれば診察ごとに）管理栄養士との面接を行う必要があります．そして，この面接での様子は医師やほかの医療スタッフと情報共有することが大切なので，できれば依頼票と報告書という関

表

	エネルギー	たんぱく質	食塩	水分	カリウム	リン
血液透析 (週3回)	30〜35 kcal/ kg[注1,2]	0.9〜1.2 g/kg[注1]	6g未満[注3]	できるだけ少なく	2,000 mg 以下	たんぱく質(g)× 15 mg以下
腹膜透析	30〜35 kcal/ kg[注1,2,4]	0.9〜1.2 g/kg[注1]	PD除水量(L) ×7.5+尿量 (L)×5 g	PD除水量+尿量	制限なし[注5]	たんぱく質(g)× 15 mg以下

[注1] 体重は基本的に標準体重（BMI＝22）を用いる．
[注2] 性別，年齢，合併症，身体活動度により異なる．
[注3] 尿量，身体活動度，体格，栄養状態，透析間体重増加を考慮して適宜調整する．
[注4] 腹膜吸収ブドウ糖からのエネルギー分を差し引く．
[注5] 高K血症を認める場合には血液透析同様に制限する．

係ではなく，直接コミュニケーションをとることでお互いのもつ情報が活かされることになります．

　腹膜透析のイメージの1つに，「食事を自由に摂取できる」ということがあります．透析療法選択の際に医療スタッフからこのように説明されることもあるようです．これは保存期に食事制限をしていた患者にとっては非常に魅力的なことで，このために腹膜透析を選択する人もいるかもしれません．しかし本当に自由なのでしょうか？　表は，日本透析医学会から提唱された透析患者における食事摂取基準です[1]．これをみると血液透析と腹膜透析の食事摂取基準にはほとんどの栄養素で大きな違いはなく，カリウムの制限が異なるだけです．もちろん，カリウムを制限することは日々の食事メニュー作りに大きく影響します．特に透析患者の高齢化が進んでいますので，野菜や果物

を摂りたいと思う方は多いと思いますし，いつからあるのかわかりませんが「野菜や果物を摂らないと身体に悪い」という根強い健康神話がありますから，患者にとっては大きな選択肢であることは間違いありません．しかしながら，導入前に患者がイメージする「自由」とはずいぶん違うことだけは間違いないと思います．余談になりますが，腎移植についても同じように「食事が自由」というイメージがあるようですが，腎移植をしても決して腎機能が正常に戻るわけではなくて，栄養管理が必要なCKDステージにあることには変わりありません．いずれにせよ，この根底には血液透析の食事制限が非常に厳しいものというイメージがあまりに強いことが考えられます．確かに血液透析患者をみていると食事に対するストレスが非常に強いようで，このあたりを何とかしていくのがわれわれの仕事の1つであると考えています．

　この表の腹膜透析に関する数値は，2009年に発表された腹膜透析ガイドライン[2]の内容を踏襲したものです．わが国の腹膜透析患者数は少なく，食事摂取量とその結果について研究はさらに少ないため，変更はされていません．表をみると，先ほども述べた通り，血液透析患者と腹膜透析患者の食事摂取基準は，カリウムを除いたほとんどの栄養素に関して変わりがありません．ここでは，腹膜透析患者ならではの留意点について解説します．

　エネルギーは標準体重当たり30〜35 kcal/kg/日ですが，腹膜透析液にはブドウ糖を含むものが多く，腹腔での貯留中に身体に吸収されますので，これを1日の摂取量に含める必要があります．一般にブドウ糖濃度1.5％の透析液2Lを4時間貯留すると約70 kcal，2.5％では約120 kcalとなります．これを基に，それぞれの患者の透析処方から算出されるエネルギー量を減じて1日の経口摂取量を計算します．これは煩雑にも思えますが，

風邪で食欲がないときなどでも透析液を交換するだけである程度のエネルギーと水分が確保できるために，筆者は血液透析にはない腹膜透析の利点の1つと考えています．しかし夜間に貯留をする場合には，100 kcal程度の夜食を食べているのと同じことですから，脂質管理，血糖コントロールに影響を及ぼすことも考えられます．透析処方の変更に伴い，経口摂取できるエネルギー量が変わることは患者としては見落としやすいので，スタッフどうしのコミュニケーションが非常に大切になります．また30〜35 kcal/kg/日という基準値も，肥満を改善するために減量が必要な場合などには主治医の判断で適宜減らすことも可能です．しかし，これもきちんとコミュニケーションをとっていないと，医師がエネルギー摂取を減らす指導を行ったその日に管理栄養士が基準値通りのエネルギー摂取を指導してしまうようなことになりかねませんので，注意が必要です．

　たんぱく質の摂取量は非常に重要な要素なので，さまざまな意見があって万人が納得するような基準をつくるのは難しいようです．腹膜透析患者では1日約10 gのたんぱく質が透析液に漏出するといわれていますが，これも腹膜機能や透析処方によってかなり個人差があるものと思われます．これを補うためにたんぱく質摂取量は多めにしたほうがよいという意見がある一方で，逆に腹膜透析の継続に大切な残存腎機能に対する影響を考えて，摂取量は保存期よりも少し増やす程度にしたほうがよいという考え方もあります．どちらが正しいのかを証明することは非常に困難だと思われますが，1つの指標として0.9〜1.2 g/kg/日があげられます．欧米では1.3 g/kg/日以上の摂取を勧める考え方もありますが，実際にはリンの摂取も増えてしまうこと，健常人での摂取量も異なることから，わが国ではしばらくの間0.9〜1.2 g/kg/日を基準として，体格や検査値の変化に応じて多少増減するという対応になると思います．

食塩摂取量は腹膜透析ガイドラインではPD除水量（L）×7.5＋尿量（L）×5gとされています．無尿に近い場合でも，除水量が1L確保されていれば1日7.5gが上限になります．腎不全患者では高血圧を伴うことが多いのですが，日本高血圧学会では高血圧患者に1日6g未満の食塩摂取を勧めています．近年さまざまな領域についてのガイドラインがたくさん発表されていますが，複数の疾患をもつ患者では，どうしてもこのような食い違いが起きてきます．このあたりは現場で判断するしかないことになりますが，例えば血圧のコントロールが不良で体液が貯留気味であれば6g未満を目指していくべきだと思いますし，逆に夏場などに血圧が低めで脱水気味であれば少し多めに調整してよいと思います．いずれにせよ，主治医もしくは管理栄養士からこまめに食事に関する問いかけを行い，状態に応じて変化をつけていくことが大切です．カリウム・リンについては，ガイドラインでも詳しい記述はありません．腹膜透析液にカリウムが含まれないことから，腹膜透析患者では高カリウム血症は少ないと思いますが，実際には残存腎機能が低下してきてもカリウム摂取を今まで通り行ってきてしまい，思いがけず高カリウムになることは少なくありません．腹膜透析患者とはいえ，腎不全患者ですから，カリウムについても常に検査値をチェックして必要に応じた対応をしなくてはいけません．カリウムもリンも，たんぱく質の摂取量に伴って変動することが多いようです．リンについても，残存腎機能によってはリンの吸着薬の併用を検討する必要があります．よく聞かれるのは，リンの検査値が高い場合に食事を減らすのか，吸着薬で下げるのかということです．これももちろん，個々の患者によって対応が変わってきます．たんぱく質の摂取量を減らさずにリンの摂取減量ができれば一番よいのですが，そういう摂取の仕方をしている人たちばかりではありません．一般にリンの摂取を減

らそうと思うと,たんぱく質の摂取量も減ってきますので,たんぱく質摂取を減らすことが何かデメリットになるような人であれば,吸着薬の力を借りながらたんぱく質摂取量を維持するべきですし,逆にもともとたんぱく質の摂取量が多いような人であれば,これを機会に調整を始めるのがよいと思います.

　何度も述べますが,ガイドラインはあくまで一基準であって,栄養管理はこまめなモニタリングと患者の生活に合わせた指導が最も大切です.モニタリングを面倒に思わないような簡単な方法をそれぞれの患者に合わせて決めておいて,その評価と病態の変化に関係があるのか,食事の調整で解決できる問題なのか,食事の調整は可能なのか,こういったことを患者,家族,医療スタッフで自由に話し合える環境を目指しましょう.

文　献
1) 中尾俊之,他:慢性透析患者の食事療法基準.透析会誌47:287-291,2014
2) 中山昌明,他:2009年版日本透析医学会「腹膜透析ガイドライン」.透析会誌42:285-315,2009

〔鈴木梨江,菅野義彦〕

医師編

Q 腹膜透析患者の糖尿病管理について教えてください

A
- 腹膜透析は糖尿病合併例への腎代替療法の選択肢の1つです
- 標準的な腹膜透析療法を行いつつ，糖尿病に特有な血糖管理と体液管理を行います
- イコデキストリン透析液の使用を考慮します

——腹膜透析液からのブドウ糖吸収量

腹膜透析液中には高濃度のブドウ糖が含まれているため，糖尿病患者に腹膜透析（PD）を行う場合，透析液から血中へブドウ糖が吸収されるため，血糖値の上昇を招くことがあります．非糖尿病患者でも肥満や脂質異常症の誘因となることが指摘されています．吸収されるエネルギー量は透析液中のブドウ糖濃度，透析液の量，貯留時間，腹膜機能などの影響を受けますが，表に示すように，透析液中のブドウ糖の約70％が吸収されます．1.5％透析液では約70 kcal，2.5％透析液では約120 kcalに相当します[1]．なお，腹膜炎時を除き，高濃度のブドウ糖を含む透析液を注液しても急激な血糖上昇は生じません[2]．

一方，イコデキストリン透析液はブドウ糖を含まないため，透析液からのエネルギー吸収はないと考えてよいため血糖値への影響はありません．ブドウ糖を含まないことから，糖尿病PD患者における糖・脂質代謝異常の軽減やインスリン抵抗性の改善なども報告されています．1日4回交換（1.36％透析液3回＋3.86％透析液1回）のCAPD患者を1.36％透析液2回＋ア

表 透析液のブドウ糖吸収エネルギー量（2 L・4時間貯留）

1.5%ブドウ糖透析液	約 70 kcal
2.5%ブドウ糖透析液	約 120 kcal
4.25%ブドウ糖透析液	約 220 kcal

ミノ酸含有透析液1回＋イコデキストリン透析液1回に変更し，持続血糖モニタリング（continuous glucose monitoring：CGM）を用いて検討したところ，イコデキストリン透析液を使用することで，低血糖をきたさずに24時間の平均血糖値が有意に抑制できたと報告されています[3]．そのため，血糖コントロールが困難な場合や除水不良がある場合は，イコデキストリン液の使用を考慮します．

──腹膜機能によるブドウ糖吸収の違い

図1にPET施行時（2.5%ブドウ糖透析液を4時間貯留後）の除水量とブドウ糖吸収量を示しました[4]．一般に，PETカテゴリーでH（high）のように，除水不全を呈する際には溶質除去能が亢進していることが多く，これに伴って透析液から血中へのブドウ糖吸収も速くなり，血液と透析液間の浸透圧勾配の維持される時間が短縮して除水が得られにくい病態になっていることが考えられます．このような症例においては，その後EPSを発症するリスクが高いということも留意すべきでしょう．

通常，腹膜透析歴の長期化，透析液からのブドウ糖負荷量の増加とともに腹膜劣化が進行し，腹膜の透過性が亢進してくることが知られています．そのほか，PETに影響する要因として，腹膜炎，イコデキストリン液の使用，カテーテル挿入などがあります．明らかな原因は不明ですが，イコデキストリン液

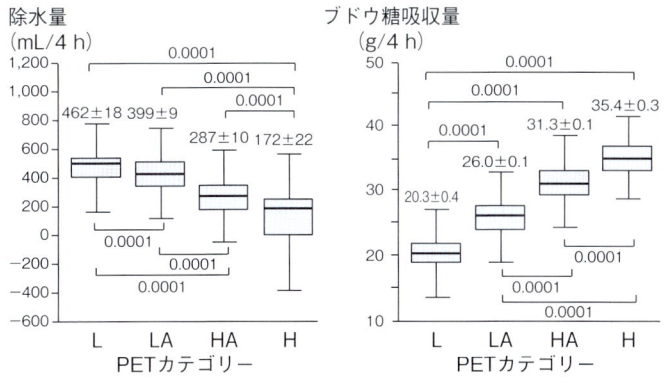

図1 PETカテゴリー別の除水量とブドウ糖吸収量(2.5%ブドウ糖透析液・4時間貯留時)
H:high, HA:high-average, L:low, LA:low-average

を使用している場合は腹膜の透過性が亢進することがあるため,結果の解釈には注意が必要となります.PET前はイコデキストリン液の使用を中止して,2.5%透析液で洗浄(注液してすぐに排液)した後にPETを行う場合もあります.カテーテル挿入後は,1カ月以内のPETデータは信頼性に欠けることがあるため,1カ月以上経過してからPETを行うことが理想であると考えられます.

——腹膜炎時のブドウ糖吸収量の亢進

腹膜炎により腹膜透過性が亢進している場合,急激な血糖上昇を生じることが報告されているため注意が必要となります.一方,イコデキストリンは分子量が13,000〜19,000と大きく,腹膜からの吸収は少ないため,長時間にわたり腹腔内での浸透圧活性を維持でき,高濃度のブドウ糖透析液と同等以上の除水量が得られます.さらに,この効果は腹膜機能のいかんにかか

わらず存在し，腹膜炎の際にも障害されないため，使用してみる価値があります．

——PD 患者の糖尿病治療

　血糖値が上昇すると血漿浸透圧は上昇するため，腹膜透析液の浸透圧との圧較差が小さくなり，両者の浸透圧勾配が減少するため除水不良となります．また，糖尿病患者では低蛋白血症を合併していることが多く，さらに体液過剰になりやすいという特徴があります．そのため，PD 患者においては適正な体液管理を行うためにも血糖コントロールは重要となります．

1．食事療法

　PD 患者においては，透析液中のブドウ糖が吸収されることにより，血糖値は上昇しやすい特徴があります．そのため，PD 患者での食事エネルギー量の設定は，血糖値の上昇や肥満，脂質異常症などの代謝異常を抑制するために，食事でのエネルギー摂取量を透析液からのブドウ糖吸収により生じるエネルギー量を減じた量とする必要があります．

　腹膜は分子量10万前後の蛋白質も透過するため，腹膜透析液中に失われる蛋白質は1日に5〜10 g にもなります．2009年版日本透析医学会「腹膜透析ガイドライン」では，標準体重当たり，30〜35 kcal/kg/日を目安とし，肥満傾向のある患者では30〜32 kcal/kg/日が適当であると示されています[5]．そして，たんぱく質摂取量ですが，以前は喪失分も考慮して，標準体重当たり 1.2 g/kg/日以上を目標とすることが提唱されていましたが，その理論的根拠は明らかではありませんでした．わが国では，栄養状態が良好に維持されている PD 患者のたんぱく質摂取量は 0.9 g/kg/日であることが示され，さらに 1.5 g/kg/日以上のたんぱく質摂取による栄養指標の改善は報告されておら

糖尿病管理

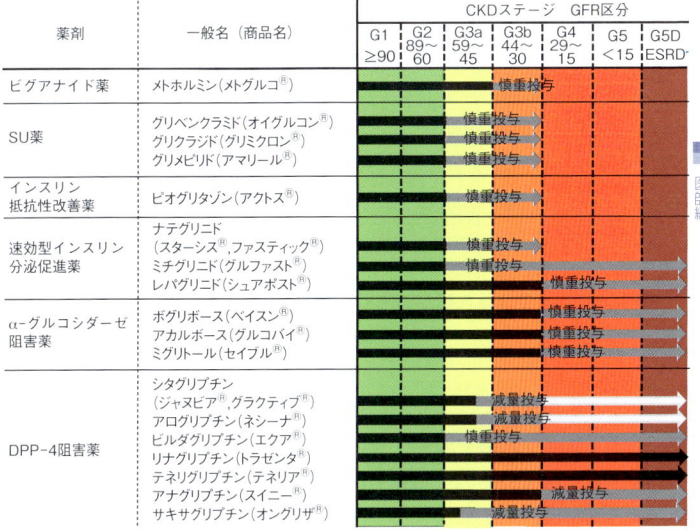

薬剤	一般名（商品名）	CKDステージ GFR区分
		G1 ≥90 / G2 89～60 / G3a 59～45 / G3b 44～30 / G4 29～15 / G5 <15 / G5D ESRD
ビグアナイド薬	メトホルミン（メトグルコ®）	慎重投与
SU薬	グリベンクラミド（オイグルコン®） グリクラジド（グリミクロン®） グリメピリド（アマリール®）	慎重投与
インスリン抵抗性改善薬	ピオグリタゾン（アクトス®）	慎重投与
速効型インスリン分泌促進薬	ナテグリニド（スターシス®, ファスティック®） ミチグリニド（グルファスト®） レパグリニド（シュアポスト®）	慎重投与
α-グルコシダーゼ阻害薬	ボグリボース（ベイスン®） アカルボース（グルコバイ®） ミグリトール（セイブル®）	慎重投与
DPP-4阻害薬	シタグリプチン（ジャヌビア®, グラクティブ®） アログリプチン（ネシーナ®） ビルダグリプチン（エクア®） リナグリプチン（トラゼンタ®） テネリグリプチン（テネリア®） アナグリプチン（スイニー®） サキサグリプチン（オングリザ®）	減量投与／慎重投与／減量投与

図2 経口血糖降下薬 CKDステージ（GFR区分）別の適応

ず，むしろ高リン血症のリスクが問題となるため，0.9～1.2 g/kg/日を目標とすることが推奨されています[5]．

2．薬物治療

食事療法や運動療法で血糖コントロールが改善しない場合，インスリンや経口薬での治療が必要となります．図2に経口血糖降下薬，図3にGLP-1受容体作動薬のCKD GFR区分別の適応を示しました[6]．現在，透析患者に使用可能な経口薬はα-グルコシダーゼ阻害薬（α-GI），速効型インスリン分泌促進薬のうち，ミチグリニドとレパグリニド，DPP-4阻害薬があります．いくつかの薬剤については，少量から開始しなければならない薬剤と減量投与をしなければならない薬剤があります．最近，SGLT2阻害薬が登場しましたが，残念ながら，末期腎不全

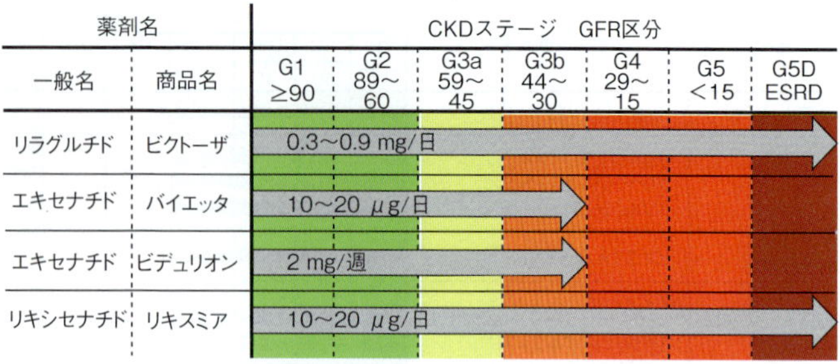

薬剤名		CKDステージ GFR区分						
一般名	商品名	G1 ≥90	G2 89〜60	G3a 59〜45	G3b 44〜30	G4 29〜15	G5 <15	G5D ESRD
リラグルチド	ビクトーザ	0.3〜0.9 mg/日						
エキセナチド	バイエッタ	10〜20 μg/日						
エキセナチド	ビデュリオン	2 mg/週						
リキシセナチド	リキスミア	10〜20 μg/日						

図3 GLP-1受容体作動薬のCKDステージ（GFR区分）別の投与量

では効果が期待できないため使用できません．

インスリン治療ですが，以前は腹膜透析液中に注入していた時代もありましたが，現在では皮下投与が一般的となっています．持効型と超速効型とのインスリンを組合せた治療法（basal-bolus therapy）や，持効型と経口薬を組合せたBOT（basal-supported-oral therapy）が実施されており，個々の糖尿病の病態およびPD処方に特有の血糖変動に合わせた治療法を選択します．HD患者と同様，低血糖を回避しながら血糖管理を行うことが重要です．

──PD患者における血糖管理指標と目標値

血液透析（HD），PD患者の両者において，腎性貧血やESA製剤の投与によりHbA1c値は低値となり，血糖コントロール状態を過小評価してしまうことになるので，HbA1cは正確な血糖コントロール状態を反映していないことが報告されています[7]．HD患者においては,血糖管理指標として糖化アルブミン（glycated albumin：GA）が推奨されていますが，PD患者においては，現在のところ推奨されている指標はありません．

GAは血中アルブミンの代謝半減期に影響を受けるため，ネ

フローゼ症候群やPD患者の場合GAは低値を呈することが知られています[8]．PD患者の場合，透析液中へアルブミンが喪失するため，アルブミンの血中代謝半減期が短縮するためGAは低値となります．そのため，PD患者においてはHbA1c，GAの両者ともに過小評価をしてしまうことが考えられます．それでも，PD患者ではHbA1cよりGAのほうがより血糖状態を正確に反映しているとの報告もあります[8]．一方で，糖尿病PD患者を対象とした観察研究で，HbA1c値が6.0〜6.9％の群と比較してHbA1c値8.0％以上の群で，または随時血糖値60〜99 mg/dLの群と比較して300 mg/dL以上の群で有意に生命予後が不良であったとの報告もあります[9]．腹膜透析液の貯留時間によりアルブミン喪失の程度は異なるため，PD患者において一律にGAを用いることができないわけではなく，症例によっては用いることも可能と考えます．しかし，PD患者においてGAを用いて血糖管理を行う有用性や目標値については今後の検討が必要と考えられます．

なお，イコデキストリン透析液を使用中の場合，代謝産物のマルトースにより影響を受ける自己血糖測定器があり，実際よりも高い血糖値が表示される場合があるため，使用する血糖測定器がマルトースの影響を受けないか，事前に調査しておく必要があります．

文　献
1) 中尾俊之，他：CAPDおよびAPDにおける腹膜ブドウ糖吸収量の検討．腎と透析別冊　腹膜透析 98：196-198, 1998
2) Skubala A, et al：Continuous glucose monitoring system in 72-hour glucose profile assessment in patients with end-stage renal disease on maintenance continuous ambulatory peritoneal dialysis. Med Sci Monit 16：75-83, 2010
3) Marshall J, et al：Glycemic control in diabetic CAPD patients

assessed by continuous glucose monitoring system (CGMS). Kidney Int 64:1480-1486, 2003
4) Holmes C, Mujais S：Glucose sparing in peritoneal dialysis：Implications and metrics. Kidney Int 70：S104-S109, 2006
5) 日本透析医学会：2009年版日本透析医学会「腹膜透析ガイドライン」．透析会誌 42：285-315, 2009
6) 阿部雅紀：血糖をどうコントロールする？ 海津嘉蔵編：あなたも名医！ 透析まで行かせない！CKD診療, pp118-127, 日本医事新報社, 東京, 2013
7) 日本透析医学会：血液透析患者の糖尿病治療ガイド 2012. 透析会誌 46：311-357, 2013
8) Freedman BI, Shenoy RN, Planer JA, et al：Comparison of glycated albumin and hemoglobin A1c concentrations in diabetic subjects on peritoneal and hemodialysis. Perit Dial Int 30：72-79, 2010
9) Duong U, et al：Glycemic control and survival in peritoneal dialysis patients with diabetes mellitus. Clin J Am Soc Nephrol 6：1041-1048, 2011

(阿部雅紀)

医師編

Q 腹膜透析患者における電解質管理のポイントを教えてください（骨 Ca 代謝以外）

A
- 頻度が多いものとしては，低 Na, 低 K です
- 低 Na をみたら体液評価をし，それぞれの病態生理を考えたうえでの治療に臨もう！
- 低 K をみたら低栄養の是正を積極的に！

腹膜透析（PD）患者において低 Na, 低 K などの電解質異常は比較的多い合併症であり，それぞれ予後・合併症と強く相関しています．その管理には PD 患者特有の病態生理の理解が必須です．以下，主要な電解質異常について解説します．

——低 Na 血症

1. 定義：血清 Na 濃度＜135 mEq/L

低 Na 血症の頻度は一般の入院患者で数％，うっ血性心不全を合併した場合はさらに 20％ほど上昇し[1]，死亡率は通常患者より 60 倍高く[2]，低 Na 血症は予後不良因子として知られています．一方，PD 患者における発生率は 10（〜60）％であり，一般患者よりも頻度が多いことが報告されています[3]．そもそも血清 Na 値は，細胞内・外液中に存在する Na と K の総量（溶質）と，体液（total body water）の比で決定されます〔総溶質濃度/体水分量：$P_{Na} = \text{total}(Na + K)/\text{total body water}$〕．つまり，①$Na^+$, K^+ などの溶質の喪失か，②自由水の増加，の2つ

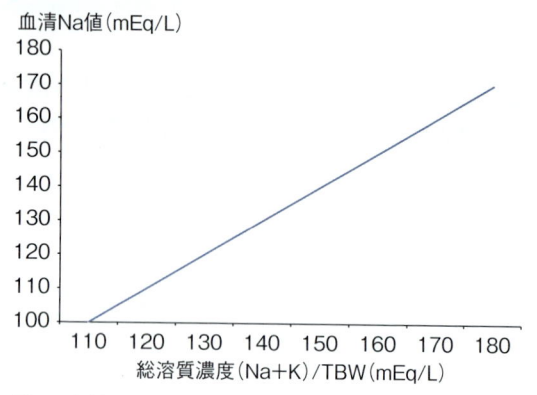

図1 血清 Na 値と総溶質濃度との関係（文献4）を基に作成）

に大きく分けて考えると混乱しません（図1）[4]．また，血清浸透圧は $2\times[Na]+BUN/2.8+Glu/18$（正常値 280～301 mOsm/kg）であることから，PD 患者の低 Na 血症では血清浸透圧は正常～高値であることが多いのですが，血糖値がよほど高くなければほとんどが低張性低 Na 血症であり，治療的介入が必要です．これは，ADH の浸透圧制御（osmotic regulation）はすべての浸透圧物質ではなく，あくまで Na，ブドウ糖などの有効浸透圧〔effective osmolality（tonicity）〕と呼ばれる張度に反応しており（図2）[5]，脳細胞を中心とした細胞内水分の移動を伴うのは低張性低 Na 血症だけだからです．PD 患者の低 Na 血症を管理する場合は，この基本的概念を十分把握したうえで，以下の3つの PD 特有の病態生理に留意しましょう．(1)PD からの Na（溶質）および自由水除去と，末期腎不全レベルである腎機能からの Na（溶質）および自由水除去，(2)体液過剰状態±利尿薬投与，(3)PD 液のブドウ糖負荷，イコデキストリン使用による translational 低 Na 血症の存在．これまでに PD 患者に

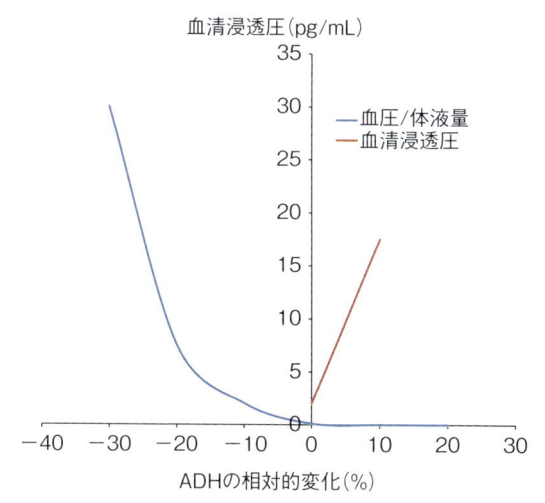

図2 体液量/血圧および血清浸透圧に対するADHの総体液変化（文献5）を基に作成）

おけるNa, Kなどの電解質異常の報告は少なく，その詳細な機序は判明していない部分もありますが，以下，今までの報告を交えて①，②の病態に基づいてPD患者特有の機序につき順に説明します．

2. PDからのNa（溶質）および自由水除去と，末期腎不全レベルである腎機能からのNa（溶質）および自由水除去

　PDからの溶質（Na^+，K^+）および自由水除去と残腎（正常腎機能患者と比較して，GFR 1〜6 mL/min/1.73 m^2程度の末期腎不全）からの溶質および自由水除去のバランスで血清Na値が決まります．当然ながら，残存腎機能の低下とともにNaおよび自由水の除去はPDが中心となります．PDでのNa除去は対流（convection）によるものが主要であるため，Na除去を増加したい場合は除水を多くします[6]．一方，PD液のNa濃度は

132 mEq/L と血液透析液と比較して低く設定されているため，拡散（dilution）の効果も無視できません．PD液貯留の最初の1時間程度はアクアポリンチャネルによる Na ふるい（sodium sieving）の影響が強く自由水メインの除水となりますが，その後，Na濃度勾配が大きくなることで Na の拡散（diffusion）による除去が大きくなります．このため，サイクラーを使用して短時間交換の PD を施行する場合と，CAPD で長時間貯留の除水をする場合で，同じ除水量でも Na 除去量は後者でやや増加します．Nakayama らは，Na 濃度が 120 mEq/L の PD 液を使用することで除水量を変えずに convection だけでなく diffusion による有意な Na 除去量の増加を報告し，1週間で血清 Na 値が 137±1 mEq/L から 132±2 mEq/L へ減少したことを報告しています[7]．この低 Na 濃度 PD 液は，後述する PD 患者特有の強い口渇感も減少させ，将来的に体液コントロールの切り札として注目される可能性があります．一方，残腎での Na および自由水の排出に関しては，透析効率の定期チェックの際に（当院では2カ月に1度施行しています）必ず尿 Na 濃度をチェックし，尿量だけでなく，どれくらいの Na が尿から排出されているかをチェックすることが大切です．PD 患者では体液過剰状態の（等浸透圧〜高浸透圧性）低張性低 Na 血症において，ADH 値はさまざまです．そのなかでは ADH は抑制されているものの，尿の希釈能力が障害されていることも多く，実際の尿頻度は half〜等張となっています．このような患者にアクアポリン受容体阻害薬を使用しても反応がにぶく，治療難治性で①の病態を無視できません．さらに，ループ利尿薬やサイアザイド系利尿薬の使用で，尿希釈障害をきたしていることも多く経験します[8]．

また比較的まれですが，①の病態で忘れてならない場合として，低 Na 血症患者で明らかに体重の減少を認めるときです[9]．

この場合は，低栄養（異化亢進）と強く相関しており，細胞内のK，P喪失が増加することで低Na血症をきたしていることも考えられます〔溶質/体液：P_{Na}＝総(Na＋K)/体液量〕．Kimの報告によると[10]，51人のPD患者において1年後には16%が新規に低Na血症をきたし，もとの血清アルブミン値が低Na群で有意に低く（3.1 vs 3.4：1年後には有意差はなかった），PETのD/PCrが低Na群で有意に上昇していました(0.75 vs 0.66)．これらの所見の低Na血症発症における病態的意義は不明のままですが，少なくとも低Alb低K血症をはじめとする低栄養（異化亢進）状態をみたら，浮腫があっても極端な塩分制限は低Na血症が増悪する可能性があり注意が必要です．

3. 体液過剰状態±利尿薬投与

低Na血症の原因としては，PD患者において最も多いのは，飲水（自由水）過剰による希釈性の低Na血症（②の病態）であると指摘されています．PD患者の3割程度に体液過剰が認められ，体液過剰は腹膜炎と並んで早期のtechnical failureの最大要因でもあり，同時に最大の予後不良因子であることから，著しい体液過剰は残存腎機能保存の意味でも是正することが大切です．この場合は体重の増加を認める[11]ことが多く，Naおよび自由水ともに過剰であるため，自由水摂取の制限とともに低Na血症であっても6 g/日程度の塩分制限も引き続き行わざるを得ず，前述したごとく（SIADHが合併していない限り）バソプレッシン阻害薬は有効でない例も存在します．なお，高浸透圧による口渇はADHの浸透圧制御と同じ部位（同じ細胞かは不明），同じ機序で惹起されることがわかっており，あくまで有効浸透圧（強度）が生理的口渇をきたします．しかしながら，PD患者はHD患者と比較しても口渇感が強いことが知られており[12]，この機序として口腔乾燥症・唾液の減少・高血糖，

4. PD液のブドウ糖負荷，イコデキストリン使用によるtranslational低Na血症

著しい高血糖（100 mg/dLの上昇ごとに2.4 mEq/Lの血清Na値の低下）や，3 mEq/L程度のイコデキストリン使用による分解産物が血清に貯留することによる高（張度）浸透圧状態においては，細胞内から自由水が細胞外液へシフトすることによるtranslocational低Na血症をきたします．重度の高TG血症は，炎光高度計測定による通常の測定では偽性低Na血症をきたすことも，一般患者の低Na血症と同様に，頻度は低いですが重要です．

以上から，PD患者における低張性（必ずしも低浸透圧ではない）低Na血症の管理は，体液過剰があれば（低Na血症であっても）塩分制限を継続し，同時に自由水の摂取を制限することが重要です．まれですが，明らかな低栄養を伴う低Na血症はK，P喪失によることも考えられ，極端な塩分制限の解除とともに栄養障害を是正することが大切です．

——高Na血症

定義：血清Na濃度＞145 mEq/L

まれな合併症です．PD特有のアクアポリンチャネルによる水利尿（Naふるい）があるにもかかわらず，高Na血症がまれである事実は，前述したごとく，PD患者の口渇感がいかに強

いかを物語っています．したがって，PD 患者の高 Na 血症は（一般患者と同様に）飲水のアクセスが不能な状態であることが圧倒的に多く，その病態生理は脱水です．自由水の補正を一般の患者と同様に行うことが大切です．

―― 低 K 血症

1. 定義：血清 K＜3.5 mEq/L

 PD 患者では，10〜60％で PD 期間中に低 K 血症を一時的にも認めたと報告されています[13]．低栄養や合併症の重症度と関連していることが多く，単独で予後不良因子となります（死亡原因は正常血清 K 値患者と変化はありません）．この場合は，ほかの栄養と関連する検査値（P，Alb，nPNA）も変化していることが多く，食事制限を解除することが大切です（白人と比較してアジア人，黒人は K 摂取が少ないことが報告されています）．3 mEq/L 未満の持続する低 K 血症に対しては，経口の K 製剤を追加して補正します（2 割で K 製剤を必要とします）．まれですが，塩化カリウムを透析液に追加する場合は 2〜4 mEq/L が使用されます．

 K は細胞内の主要な陽イオンであり，細胞外液にはごくわずかしか含まれません．K のバランスは，①細胞内外の移動と，②体外への移動，との 2 つに分けて考えるといいでしょう．

2. 細胞内外の移動

 PD に特徴的な原因として，ブドウ糖の持続的な負荷があります．これに伴いインスリンが持続的に分泌されるため，PD 患者においては筋肉細胞内 K の総量が HD 患者に比較して多いことが報告されています[14]．

3. 体外への移動

　通常のPD液にはKが含まれておらず，PDからのK排出は体外K排出のメインであり，その機序は（Naと違い）拡散（diffusion）が主で[15,16]，4～6時間貯留によりPD液のK濃度は血清K濃度とほぼ等しくなります[17]．PD患者のK摂取は50～60 mEq/Lであり，K freeのPD液を標準的に使用してもその除去量は40 mEq程度です．一方，K摂取量に応じて腸管からも便中にK排出が促進されていることが知られています．これはNa$^+$-K$^+$-ATPaseポンプが増加することで細胞内Kが高くなり，BKチャネルからのK排泄が促進されていると考えられています[17]．そして，この機序は空腹時血清Kやアルドステロンと独立して起きているため，食後のK濃度が関係していると推測されています．一方，残腎からのK排出も無視できないのでNaとともに，必ず尿K排出量は個々の患者で透析効率チェックのときに確認しましょう．Leeらの報告によると，82人のPD患者で新規に低K血症をきたしたのは7.3%でした．RAS阻害薬・利尿薬などの投与薬剤に低K血症群と正常K血症群で有意差は認められませんでしたが，低K血症群で血清アルブミン値や，nPNAが1年後に有意に減少していました[18]．糖尿病の有無やブドウ糖負荷量は両群に有意差がなかったことから，少なくとも新規に低K血症をきたす病態としては細胞内へのKシフトは影響せず，K摂取不足などの栄養不足が原因に大きく寄与していると推測されました．また，特に糖尿病患者での低K血症は腸の動きが障害されることでbacterial overgrowthをきたし，腸管の透過性亢進とともにbacterial translocationによるPD腹膜炎（特に*Enterobacteriacea*属）を有意にきたす率が高くなります[19]．低栄養の低K血症患者をみたら，腹膜炎などの合併症への注意が必要です．

——高 K 血症

透析不足か K の摂取過剰できたすため，その病態に応じて十分な透析量を目指し，K 制限の教育をすることが大切です．そのうえでコントロール不良な場合は，高 K 血症改善薬（ケイキサレート®，アーガメート®）を処方し，便からの排出を促します．

——酸塩基平衡

十分に透析を施行している PD 患者は，大抵血清重炭酸濃度は正常です．PD 液によるアルカリの補充は日本では，乳酸（40 mEq/L）で補われています．一方，炭酸 Ca 薬の減少や（陰イオンとしてクロライドを含むため）セベラマー薬の増量で，重炭酸濃度は減少します．アミノ酸をベースとした透析液（NEURINIEAL®，日本での販売はなし）においては，ときに血清重炭酸濃度の低下をきたすことが報告されています．これは，ほとんどのアミノ酸が代謝の過程で陽イオンを産生するからです．この対処法としては，透析効率を上げたり，経口重炭酸剤を処方することで管理できます[20]．

——透析液 Ca 濃度

PD 液の Ca 濃度は 2.5 mEq/L，3.5 mEq/L の 2 種類があります．3.5 mEq/L を使用する場合，対流がよほど多くない限り Ca は流入します（この理由で，この透析液を使用している患者にはときおり骨ターンオーバーが著しく低い患者がいます）．現在スタンダードとされている Ca 濃度は 2.5 mEq/L です．透析液のみに着目すれば，この濃度では，透析患者は Ca はマイナスバランスとなります．しかし，透析患者は Ca 摂取，リン吸着薬のための Ca 製剤やビタミン D 薬摂取のため，全体的には Ca のバランスは保たれる傾向にあります．日本透析ガイドラ

インにもあるように，残存腎機能が保持されている導入期では血液Ca値の低下をきたさないよう3.5 mEq/L Ca濃度液の積極的な使用も考慮するように指示されています．

——低Ca血症

血液透析患者と同じく，Ca製剤摂取のおかげで低Ca血症はほとんど起きません．起きた場合は，前述したごとく，3.5 mEq/Lの透析液を使用すると是正できます．

——高Ca血症

上記の理由から低Ca血症より頻度が多く，その場合はCa含有製剤からCa非含有製剤への移行，ビタミンD薬の中止などを検討します．

——Mgと血管石灰化

非尿毒症患者では低Mgは動脈硬化や心血管事故と関連していますが，腎からの排出がメインのMgは透析患者においては，むしろ高値のほうが普通です．Mgはカルシウム関連の動脈硬化に対して反対の方向で働くようであり，最近の報告では，Mg値と血管石灰化は反比例するようです[21]．高Mg透析液を使用すると，PTHを抑制しadynamic bone diseasと関連します．適正な透析液Mg濃度とP吸着薬としてのMg含有薬の使用の可否については検討が必要です．

文　献
1) Gheorghiade M, et al：Relationship between admission serum sodium and clinical outcomes in patients hospitalized for heart failure：an analysis from the OPTIMIZE-HF registry. Eur Heart J 28（8）：980-988, 2007
2) Anderson RJ, et al：Hyponatremia：a prospective analysis of its

epidemiology and the pathogenetic role of vasopressinm. Ann Intern Med 102（2）：164-168, 1985

3) Zevallos G, et al：Hyponatremia in patients undergoing CAPD：role of water gain and/or malnutrition. Perit Dial Int 21（1）：72-76, 2001

4) Edelman IS, et al：Interrelations between serum sodium concentration, serum osmolarity and total exchangeable sodium, total exchangeable potassium and total bodywater. J Clin Invest 37：1236-1256, 1958

5) Brenner & Rector's The Kidney, 8th ed, pp459-504, Saunders, Philadelphia, 2008

6) Nolph KD, et al：Autoregulation of sodium and potassium removal during continuous ambulatory peritoneal dialysis. Trans Am Soc Artif Intern Organs 26：334-338, 1980

7) Nakayama M, et al：Anti-hypertensive effect of low Na connection (120 mEq/L) solution for CAPD patients. Clin Nephrol 41：357-363, 1994

8) Seldin and Giebisch's The Kidney 5th ed, pp1511-1540, Academic Press, London, 2013

9) Dimitriandis C, et al：Hyponatremia in peritoneal dialysis：epidemiology in a single center and correlation with clinical and biochemical parameters. PD 34（3）：260-270, 2014

10) Kim S：Hyponatremia and hypokalemia in PD patients. Progress in PD, pp145-156, InTech 2011

11) Cherney DZ, et al：A physiological analysis of hyponatremia：implications for patients on peritoneal dialysis. Perit Dial Int 21（1）：7-13, 2001

12) Wright M, et al：Polydipsia：a feature of peritoneal dialysis. Nephrol Dial Transplant 19：1581-1586, 2004

13) Zanger R：Hyponatremia and hypokalemia in patients on peritoneal dialysis. Semin Dial 23（6）：575-580, 2010

14) Lindholm B, et al：Muscle water and electrolytes in patients undergoing continuous ambulatory peritoneal dialysis. Acta Med Scand 219（3）：323-330, 1986

15) Nolph KD, et al：Autoregulation of sodium and potassium removal during continuous ambulatory peritoneal dialysis. Trans am Soc Artif Inern Organs 26：334-338, 1980

16) Brown ST, et al：Potassium removal with peritoneal dialysis. Kidney Int 4（1）：67-69, 1973
17) Mathialahan T, et al：Enhanced large intestinal potassium permeability in end-stage renal disease. J Pathol 206：46-51, 2005
18) Lee HH, et al：De novo hyponatremia in patients undergoing peritoneal dialysis：a 12-month observational study. Korean J Nephrol 29：31-37, 2010
19) Shu KH, et al：Intestinal bacterial overgrowth in CAPD patients with hypokalemia. Nephrol Dial Transplant 24（4）：1289-1292, 2009
20) Daugirdas JT, et al：Handbook of dialysis 4th ed, pp446-454, Lippincott Williams & Wilkins, Philadelphia, 2007
21) Wei M, et al：Relationship between serum magnesium, parathyroid hormone, and vascular calcification in patients on dialysis：a literature review. Perit Dial Int 26（3）：366-373, 2006

（ヒース雪, 小松康宏）

医師編

Q 腹膜透析患者のCKD-MBD管理について教えてください

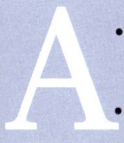

A
- 腹膜透析患者のCKD-MBD管理において透析液Ca濃度が重要である
- 血液透析患者より腹膜透析患者のほうが厳格なCa, Pのコントロールが必要である

―― はじめに

2012年日本透析医学会より,新しい「慢性腎臓病に伴う骨・ミネラル代謝異常の診療ガイドライン」[1]が発表され,腹膜透析(peritoneal dialysis：PD)患者も対象として言及されています.

本稿ではPD療法の特殊性・特徴について述べ,PD患者におけるカルシウム(Ca),リン(P)代謝,CKD-MBDの治療について概説します.

―― 透析療法におけるP除去

CKDが進行すると腎臓からのPの排泄が低下し,必然的に高P血症が生じます.高P血症に対する治療としては,透析によるPの除去,食事によるP制限,P吸着薬[2]の内服が3本柱となります.Shigematsuら[2]は,4.25～4.5時間のHDでは2,388～3,006 mg/週,CAPD(continuous ambulatory peritoneal dialysis)では残存腎機能を含めたPの除去量は2,300±113 mg/週であり(図1),Pの除去に関してはHDのほうが優れていると報告しています.腸管よりのPの吸収率を60%と仮定すれば,1日800 mgのP摂取であれば1週間では800 mg/日×0.6×7＝3,360 mg/週のPが体内へ吸収されることとなり,上記の

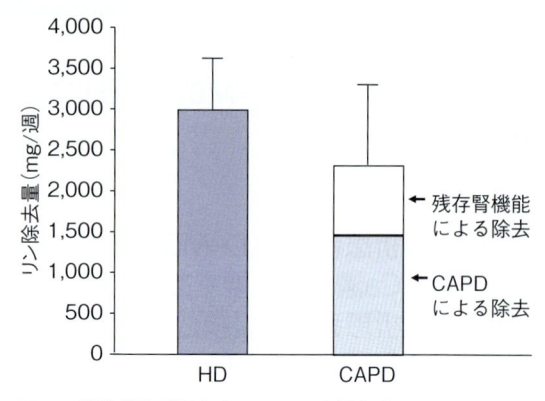

図1 **慢性維持透析患者における透析療法によるリン除去**
（文献3）より引用，改変）

CAPDの除去量では高P血症をきたすこととなり，P吸着薬による腸管よりのP吸収抑制が必須となります．

——PD療法の特殊性

1. 検査結果の変動のなさ

PD療法は持続的で緩徐な治療法であるため，Ca, Pなどの血中濃度は曜日や時間に関係なく一定の値を示します．HD患者においては間欠治療であるため，血清P濃度はHD前では最も高値でHD後は低下するように，HD間での変動が大きくなります（図2）．PD患者の血液検査データが異常値を呈すれば，HD患者とは異なり（HD患者ではHD後では是正される），常に異常値が存在しているものと考えられます．その意味ではCKD-MBD治療においてPD患者のほうがより厳格な血清Ca, Pのコントロールが必要となります．

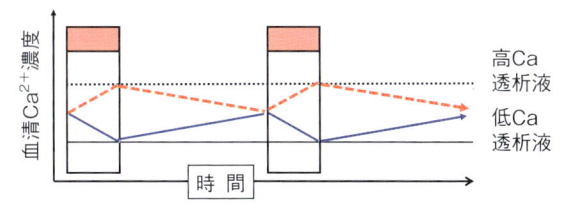

HDの場合は血清Ca濃度は揺れ動く

CAPDの場合は血清Ca濃度は一定である。
低い（高い）ときは低い（高い）まま

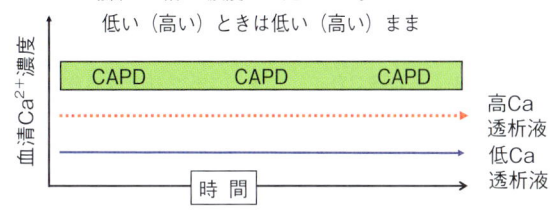

図2 透析液Ca濃度と血清Ca濃度

2. 心血管系関連入院と死亡数の高値

　オランダで行われた前向き多施設共同研究が，2006年発表のNECOSAD（The Netherlands Cooperative Study on the Adequacy of Dialysis）studyでは，全死亡に対する心血管系関連死亡はHD患者においては45％に対してPD患者で52％（$p=0.07$）と有意差はないものの，PD患者において高頻度でした[3]．心血管系関連死亡について血清Ca，P，PTH濃度で詳細に解析した結果，血清P濃度のみが，高P（>5.5 mg/dL）群が正常P（3.5〜5.5 mg/dL）群と比較して，HD患者で死亡のリスクが1.5倍（95％信頼区間1.1〜2.1），PD患者では2.4倍（95％信頼区間1.3〜4.2）増加していました．心血管系関連死亡の危険因子の代表が血清P濃度であることを考慮すると，血清P濃度の管理はHD患者よりPD患者のほうが，より重大な意味を

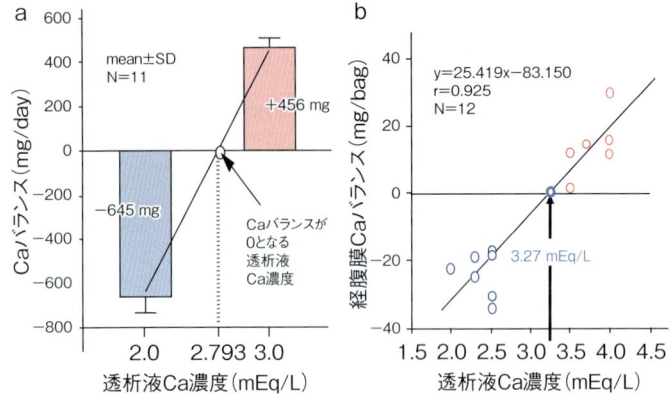

図3 HD/CAPD透析液Ca濃度とCaバランス
a：HD　b：CAPD

もちます．

3. PD液のCa濃度の推移とCKD-MBD

　CAPDは持続的な治療であり，HDと異なりPD液中のCa濃度により血清Ca濃度がダイレクトに長時間影響を受けます．現在使用可能なPD液のCa濃度は3.5～4.0 mEq/Lの高Ca透析液と，2.5 mEq/Lの低Ca透析液の2つに分類され，正CaのPD透析液が存在しないのは残念なことです（図3）．わが国において初期のCAPD療法では，慢性腎不全では低Ca血症を合併するため，PD透析液Ca濃度は3.5～4.0 mEq/Lと高めに設定されていました．1981年になると活性型ビタミンD製剤が臨床応用できるようになり，P吸着薬もAl製剤よりCa含有製剤へと移行したため，PD患者の骨病変は低代謝回転骨の頻度が増加しました．当時のSherrardらの報告によれば，259例の透析患者（HD患者117例，PD患者142例）の骨組織を検討した結果，PD患者では低代謝回転骨の割合が66%であったのに対

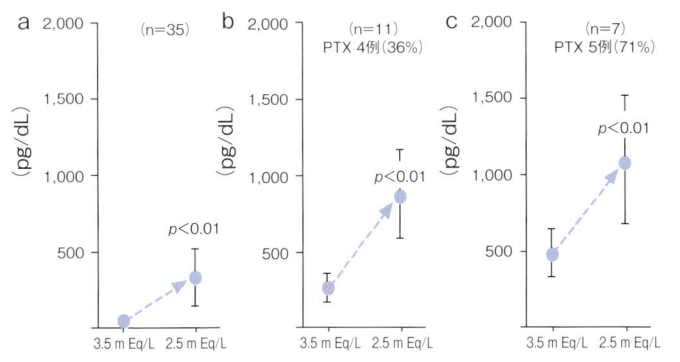

図4 CAPD 腹膜透析液 Ca 濃度変更前後での intact-PTH 変化
a：PTH 低値群　b：PTH 正常群　c：PTH 高値群
透析液変更後には PTH のレベルにかかわらず, PTH は一様に上昇した.
(文献7) より引用)

し, HD 患者では 62%が高代謝回転骨を呈していました[4]. 低 Ca 透析液が, 1994 年からわが国においても使用可能となり高 Ca 血症は少なくなりましたが, 持続的な低 Ca 血症 (図2) により逆に副甲状腺機能亢進症のリスクを増加させてしまいました (図4)[5,6]. PD 透析液には低か高の Ca 透析液しかなく, 低 Ca 透析液を使用する際には, 血清 Ca 濃度だけではなく Ca バランスと骨代謝回転に注意を払いつつ, 血清 PTH 濃度の上昇抑制には細心の注意を払う必要があります.

──PD 患者における CKD-MBD 治療の実際

1. P, Ca, PTH の目標値

PD 患者に対する CKD-MBD 治療に関しては, HD 患者と特に変わりません. 2012 年度のガイドラインでも, PD 患者の P, Ca, PTH の目標値は HD 患者に準ずると記載されています[1].

2. リン吸着薬

　Ca剤が価格の面からも基本となりますが，高Ca PD透析液との併用では高Ca血症の危険が高く，低代謝回転骨の増加が危惧されます．また低Ca PD透析液との併用では，Ca剤のみでは二次性副甲状腺機能亢進症の進展が抑えられません．塩酸セベラマーは便秘の頻度が高まり，積極的に使用し難い状況です．ビキサロマーも便秘の頻度の低下が期待できそうですが，多くの錠数の服用が必要であり同様の状況です．炭酸ランタンは，PD患者においても有意に血清Pを低下させることが報告されています[7]．英国ではPD患者において，炭酸ランタンの高P血症に対する効果がプラセボ群を対照として無作為化・二重盲検試験が施行され，炭酸ランタン群はプラセボ群より血清P濃度は有意に低い結果でした[8]．わが国でもCAPD患者にてオープンラベル・前向き試験が行われ[9]，48週間後での長期にわたり血清Pは有意に低下し，血清Ca，intact-PTH濃度には有意な変動はありませんでした．これから使用可能となるクエン酸第二鉄製剤も今後PD患者でも効果が検証されていくものと思われます．鉄補充が経静脈的に行い難いPD患者では，意外な鉄補充の副次的な効果もあるかもしれません．

3. VDRA（活性型ビタミンD製剤）

　VDRAはPD患者においては経静脈的投与は難しいものがあります．経腹膜的投与の報告もありますが，あくまでも実験的な治療になっています．したがって経口薬が基本となりますが，低Ca PD透析液との併用で低Ca血症の是正が主たる目的となり，二次性副甲状腺機能亢進症の発症進展予防には力不足です．また高Ca PD透析液との併用では，高Ca血症の危険が高く使用は困難です．

4. Calcimimetics

シナカルセトはHD患者同様に、PD患者において二次性副甲状腺機能亢進症に対する治療薬として有用です[10]．特にCaのみならずPを下げつつPTHも抑制してくれるシナカルセトは、特にPD患者においてはその有効性が際立ちます．ただ、悪心などの消化器症状が出やすいのは気になるところです．

5. PD患者の薬物療法

PD患者のCKD-MBDの薬物療法では、PD透析液のCa濃度に大きく左右されます．この影響はHD患者の比ではなく、大きいものがあります．このため、多くは非Ca性P吸着薬の炭酸ランタンを基本に、今後はクエン酸第二鉄製剤も使用されていくことでしょう．そしてPTH抑制にはシナカルセトを積極的に使用すべきと思います．

——おわりに

HD患者と比しPD患者に特有の骨病変はありません．PD患者のCKD-MBD治療においては、導入早期よりの血清Ca，Pの管理がHD患者より重要で心しておくことが必要です．変動が少なく経静脈的な薬物療法が困難なPD患者では、変化の方向性が一方的であり、治療より予防がきわめて重要です．さらにこれ以上に透析液Ca濃度の影響はきわめて重大であり、薬物療法を大きく左右することを常に留意する必要があります．

文　献

1) 日本透析医学会：慢性腎臓病に伴う骨・ミネラル代謝異常の診療ガイドライン．透析会誌 45：301-356，2012
2) Shigematsu T, Nakashima Y, Ohya M, et al：The management of hyperphosphatemia by lanthanum carbonate in chronic kid-

ney disease patients. Int J Nephrol Renovasc Dis 5：81-89, 2012
3) Noordzij M, Korevaar JC, Bos WJ, et al：Mineral metabolism and cardiovascular morbidity and mortality risk：peritoneal dialysis patients compared with haemodialysis patients. Nephrol Dial Transplant 21：2513-2520, 2006
4) Sherrard DJ, Hercz G, Pei Y, et al：The spectrum of bone disease in end-stage renal failure—An evolving disorder. Kidney Int 43：436-442, 1993
5) Armstrong A, Beer J, Noonan K, et al：Reduced calcium dialysate in CAPD patients：efficacy and limitations. Nephrol Dial Transplant 12：1223-1228, 1997
6) Yamamoto H, Kasai K, Hamada C, et al；Japan Peritoneal Dialysis-Mineral Bone Disorders (PD-MBD) Research Group：Differences in corrective mode for divalent ions and parathyroid hormone between standard- and low-calcium dialysate in patients on continuous ambulatory peritoneal dialysis—result of a nationwide survey in Japan. Perit Dial Int 28 (Suppl 3)：S128-130, 2008
7) Lee YK, Choi HY, Shin SK, et al：Effect of lanthanum carbonate on phosphate control in continuoius ambulatory peritoneal dialysis patients in Korea：a randomized prospective study. Cli Nephrol 79：136-142, 2012
8) Hutchison A, Gill M, Copley JB, et al：Lanthanum carbonate versus placebo for management of hyperphosphatemia in patients undergoing peritoneal dialysis：a subgroup analysis of a phase 2 radomized contolled study of dialysis patients. BMC Nephrol 14：40, 2013
9) Ohno M, Ohashi H, Oda H, et al：Lanthanum carbonate for hyperphosphatemia in patients on peritoneal dialysis. Perit Dial Int 33：297-303, 2013
10) Lindberg JS, Culleton B, Wong G, et al：Cinacalcet HCL, an oral Calcimimetic agent for the treatment of secondary hyperparathyroidism in hemodialysis and peritoneal dialysis：a randomized, double-blind, multicenter study. J Am Soc Nephrol 16：800-807, 2005

（根木茂雄）

医師編

Q 腹膜透析（PD）患者の腹膜炎を減らすにはどうしたらよいですか？

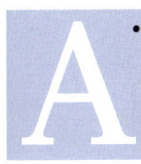

A ・腹膜炎を起こさない患者選択のスキルアップ，腹膜炎を起こさない患者教育，および腹膜炎を起こした患者の再教育方法の充実が重要です

―― はじめに

すべての腎代替療法は感染のリスクを抱えています．特に透析患者は，腎不全による免疫機能低下という体内の環境因子に加え，治療行為を一歩間違えれば病原菌のコンタミネーションを起こしてしまうという汚染リスクと常に隣り合わせの治療法となっています[1]．PD患者は感染が多いイメージをもたれがちですが，HDとPD患者で感染関連入院は有意差なしという報告もあります[2]．CAPDカテーテル関連合併症の中心は感染性疾患で，頻度順に腹膜炎が61％，出口部感染（ESI）とトンネル感染（TI）が23％，カテーテル閉塞と位置異常，リークなどが後に続きます[3]．

―― PD腹膜炎の概略

PD腹膜炎は，腹痛，発熱と排液混濁で発症し，CAPD患者では排液の白血球細胞数が100/mL以上（白血球数が100/mL以下の場合でも多核白血球が50％以上あれば診断可能）であることにより診断は確定され，起炎菌の培養とグラム染色が施行されます[4]（図1）．Automated PD（APD）ではバッグフリー後の排液白血球数が増加しているため，腹膜炎の診断には注意が

医師編

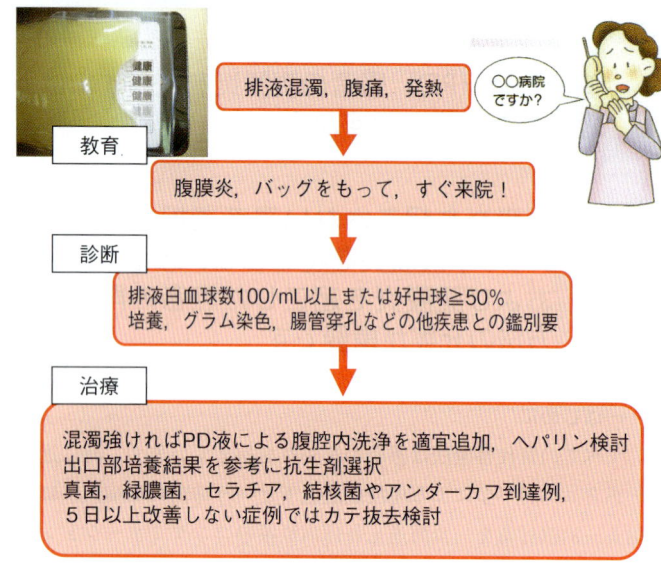

```
排液混濁，腹痛，発熱
         ↓
教育
腹膜炎，バッグをもって，すぐ来院！
         ↓
診断
排液白血球数100/mL以上または好中球≧50%
培養，グラム染色，腸管穿孔などの他疾患との鑑別要
         ↓
治療
混濁強ければPD液による腹腔内洗浄を適宜追加，ヘパリン検討
出口部培養結果を参考に抗生剤選択
真菌，緑膿菌，セラチア，結核菌やアンダーカフ到達例，
5日以上改善しない症例ではカテ抜去検討
```

図1　PD腹膜炎の教育と診断と治療概略

必要です．ISPDは白血球の絶対数よりも多核白血球50%以上あれば診断可能としていますが，診断確定のため2時間貯留後の排液検査が必要となることもあります[5]．

受診が遅れるほど重症化し，治療期間も延長，PD継続困難や死亡にもつながるため，早期受診，早期治療の重要性を十分教育指導し続けることが必要です（図1）．通常数日の経過で軽快しますが，遷延性や再発性腹膜炎の一部にはEPSに移行する症例もいるので，十分な観察が必要です．Nakaoらは，腹膜炎の持続期間とD/P Crが独立したEPSのリスクファクターであることを報告し，短期間で腹膜炎を治療することの重要性を報告しています[6]．Kofteridisらは，ESI合併，5日以上の排液白血球数＞100×10^6/L持続，抗菌療法3カ月以上，入院時の血清

総蛋白低値は不幸な転帰の独立した関連因子であることと報告しています[7].

PD 患者の感染関連死亡の約 18% が腹膜炎によるものです. 腹膜炎そのものによる死亡は 4〜5% にすぎませんが, PD 患者全死亡例中 16% で寄与因子として腹膜炎が死亡に関連したことが示されています[8,9]. 重症腹膜炎や遷延性腹膜炎は腹膜機能不全の原因となるため, 腹膜炎は PD 脱落の最大の原因となっています. 腹膜炎頻度の増加は死亡リスクの上昇にも関連し, この傾向は特に高齢者で顕著です[9]. 腹膜炎関連死のリスクファクターとして腹膜透過性の亢進, 低栄養, 特に nPCR 低値, 非グラム陽性菌が報告されています[10].

——腹膜炎罹患頻度と地域別格差

UK Renal Association standard for peritonitis では, 患者 1 人当たり年 0.67 回の腹膜炎を標準値としています[11]が, 腹膜炎の発症頻度には大きな施設間格差が存在しています[12〜14]. このことはすべての施設が優秀な成績に改善し得ることを示しています. アジアの腹膜炎合併率は, シンガポールでは年 0.23 回[15], 香港では年 0.29 回[16], 韓国では年 0.38 回[17]と, いずれも欧米に比較して非常に低頻度 (図 2) で, この理由として, 欧米に比較して若年層であること, PD 教育がより十分なされていること, 人種差などが指摘されています. この施設間格差の一因はガイドラインの遵守の有無にあると, オーストラリアのグループは報告しています[13].

コアグラーゼ陰性ブドウ球菌 (CNS) は, 腹膜炎起炎菌のうち最多として知られていますが[18], CNS など一般的にコンタミネーションで感染する起因菌による腹膜炎は, 患者のトレーニングと再トレーニング強化により減らすことが可能です[19]. CNS による腹膜炎は患者教育達成度の指標として用いられて

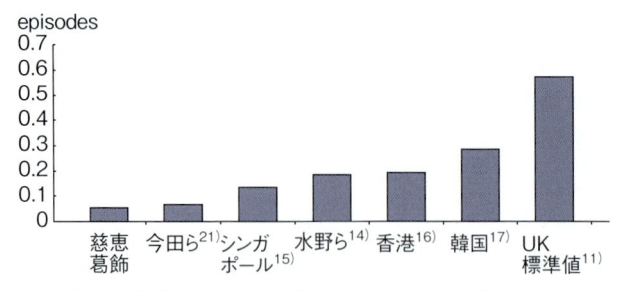

図2 世界の腹膜炎罹患率(患者1人当たり年間罹患回数)の比較

いて，海外では年0.03回以下が目標とされています(表)．日本の腹膜炎合併率も低く，水野らは年0.28回[14]，今田の報告では年0.16回[21]と報告しています(図2)．特にCNSが低頻度であったことから，患者トレーニングと手指消毒の徹底が腹膜炎予防に有効であることが再確認されました[14,36](表)．

東京慈恵会医科大学葛飾医療センターでは，2011～2013年で最終PD患者数86名，罹患率は0.15回/1患者/年と比較的良好なデータでした(図2)．当院では，CAPD開始時の入院中に外来での教育継続が必要な患者をピックアップして，当該患者については十分なレベル達成まで毎週，もしくは隔週通院としています．さらに毎回の外来では，担当医と専門看護師の監視の下，手指消毒と出口部消毒を患者に実際に行ってもらい，最適化を図っています．

——患者教育と再教育の重要性

トレーニング方法として，専門看護師による密接な監視下で繰り返しての手技確認は有効だと報告されています[22]．トレーニングの間隔は患者ごとに設定するべきです．看護師の熟練度が腹膜炎発症率に影響することも報告されています[23]．強力な

表 各国の腹膜炎頻度（患者1人当たり年間罹患回数）と起炎菌の比較

	Australia	Scotland[1]	Japan
Number of centers	72	10	13
Total peritonitis	0.60	0.60	0.28
Range rates by center	0.13〜2.0	0.40〜0.78	0.09〜0.42
CN Staphylococcus	0.15	0.18	0.03
S. aureus	0.07	0.09	0.03
Pseudomonas	0.02	0.01	0.01
Other GNR	0.11	0.05	0.03
Other	0.17	0.15	0.08
Culture negative	0.08	0.12	0.09
Fungus	0.02	0.02	0.01

[1]Does not add to 0.60 due to rounding. （文献36）より引用

トレーニング（平均29時間）を受けた患者は，標準トレーニング（平均22.6時間）に比較して有意にESI頻度が少なく（年間エピソード0.38 vs 0.67, $p=0.003$），腹膜炎罹患率も少ない傾向を認めました（年間エピソード0.33 vs 0.43, $p=0.098$）[24]．

——接続方法と排液フラッシュ方法の改良

スパイク接続が感染リスクを上げることが指摘されていましたが，ダブルバッグシステムやディスコネクトキットの開発，ほかの接続方法の技術改良は世界の腹膜炎の頻度を低下させました．腹膜炎の頻度は手動接続と紫外線接続で有意差なく，加熱接合方法では逆に腹膜炎の頻度が高いという報告もあります[20]．またバッグ交換後，次の透析液を注入する前にチューブ内に停滞している排液をフラッシュすることが，腹膜炎頻度を低下させることがはっきりと示されています[25]．

医師編

——腹膜炎のリスクファクター

　糖尿病，低アルブミン血症は腹膜炎のリスクであることが報告されています[26]．一方，腹膜炎を頻回に起こすリスクファクターとして低栄養や浮腫，貧血，グラム陰性菌，真菌との関連が認められた一方，年齢やPD開始から腹膜炎発症時までの期間などに関連は認められなかったとする報告があります[27]．5年以上にわたる330人の後ろ向き研究では，PD関連腹膜炎のリスクファクターとして低アルブミン血症，不十分な教育，ESIが同定されましたが，性差，年齢，収入，糖尿病，PD治療方法，カテーテル種類，手術方法とは関連が認められませんでした[28]．

　憩室炎，虚血性腸炎，便秘，腸炎などが経腸管的に腹膜炎を起こす可能性があります．大腸内視鏡や注腸造影は，特に上行結腸憩室からの腸内細菌による腹膜炎のリスクになるので[29]，抗菌薬予防投与と検査中のPD液の排液により予防可能と報告されていますが[30]，今後，多施設ランダム化比較試験による追試が必要です．

　低カリウム血症は，腸内細菌による腹膜炎のリスクファクターなので治療が必要です[31]．その機序として，腸管運動の低下が細菌の腸管外遊走を促進する可能性が指摘されています．

——PDカテーテルの種類と手術方法

　カテーテルの種類や消毒の頻度変更が感染リスクに関連することが報告されています[32]．

　ダブルカフカテーテルがカテーテルに沿っての細菌侵入を防止することで，シングルカフカテーテルよりも腹膜炎予防に有利と考えられていましたが，これまでエビデンスは示されていませんでした．カフの数と腹膜炎の頻度について多施設共同研究が行われ，ダブルカフカテーテルが腹膜炎の発症頻度を低下

させる傾向が示されました〔RR＝0.90（0.80〜1.01），p＝0.08〕．この傾向は特に黄色ブドウ球菌による腹膜炎が著明に低下〔RR＝0.46（0.33〜0.64，p＜0.001）〕したことに由来するようです[33]．

一方，内部カフや外部カフは感染拡大を防ぐバリアとしては十分ではないとする報告があり，腹膜炎により感染が腹腔内から内部カフにも到達，波及し得ることが報告されました[34]．内部カフが腹腔内に露出していると二次的な感染源となり得るため，カテーテル挿入時にナイロン糸などでカフの下方できつく縫合することで，カフへの感染リスクを減らそうという手法をとっている施設もあります．

またカテーテル挿入術については，標準的方法を遵守する専門手術チームによる実施が合併症予防とPD長期継続，PD患者のよりよいQOL達成のために必要と考えられています[35]．

——まとめ

腹膜炎を減らすためには，専門チームによるカテーテル挿入術の実施，症例ごとのリスクファクターの確認と対策，施設ごとの定期的な腹膜炎罹患率と起因菌モニタリングの継続施行，看護師，医師のスキルアップを図ったうえで患者再トレーニングを繰り返し，弛まぬ努力を続けるシステム構築が重要と考えられます[36,37]．

文　献

1) Bianchi P, Buoncristiani E, Buoncristiani U：Antisepsis. Contrib Nephrol 154：1-6, 2007
2) Williams VR, Quinn R, Callery S, et al：The impact of treatment modality on infection-related hospitalization rates in peritoneal dialysis and hemodialysis patients. Perit Dial Int 31：440-449, 2011
3) Campos RP, Chula DC, Riella MC：Complications of the perito-

neal access and their management. Contrib Nephrol 163：183-197, 2009
4) Gould IM, Casewell MW：The laboratory diagnosis of peritonitis during continuous ambulatory peritoneal dialysis. J Hosp Infect 7：155-160, 1986
5) Li PK, Szeto CC, Piraino B, et al：Peritoneal dialysis-related infections recommendations：2010 update. Perit Dial Int 30：393-423, 2010
6) Nakao M, Yokoyama K, Yamamoto I, et al：Risk factors for encapsulating peritoneal sclerosis in long-term peritoneal dialysis：a retrospective observational study. Ther Apher Dial 18 (1)：68-73, 2014
7) Kofteridis DP, Valachis A, Perakis K, et al：Peritoneal dialysis-associated peritonitis：clinical features and predictors of outcome. Int J Infect Dis 14：e489-e493, 2010
8) Li PK, Szeto CC, Piraino B, et al：Peritoneal dialysis-related infections recommendations：2010 update. Perit Dial Int 30：393-423, 2010
9) Fried LF, Bernardini J, Johnston JR, et al：Peritonitis influences mortality in peritoneal dialysis patients. J Am Soc Nephrol 7：2176-2182, 1006
10) Pajek J, Gucek A, Kloberne A, et al：Severe peritonitis in patients treated with peritoneal dialysis：a case series study. Ther Apheresis Dial 15：250-256, 2011
11) Davies S：Clinical practice guidelines module 3b：peritoneal dialysis. UK Renal Association, 3rd Edition, 2006
12) Brown MC, Simpson K, Kerssens JJ, et al：Scottish Renal Registry：Peritoneal dialysis-associated peritonitis rates and outcomes in a national cohort are not improving in the postmillennium (200-2007). Perit Dial Int 31：639-650, 2011
13) Ghali J, Bannister KM, Brown FG, et al：Microbiology and outcomes of peritonitis in Australian peritoneal dialysis patients. Perit Dial Int 31：651-662, 2011
14) Mizuno M, Ito Y, Tanaka A, et al：Peritonitis is still an important factor for withdrawal from peritoneal dialysis therapy in the Tokai area of Japan. Clin Exp Nephrol 5：727-737, 2011
15) Tan SH, Huang XH, Chan YH, et al：A prospective comparison

of peritonitis between two disconnect CAPD systems in a single centre. Nephrology 10：A69-A70, 2005
16) Li PK, Law MC, Chow KM, et al：Comparison of clinical outcome and ease of handling in two double-bag systems in continuous ambulatory peritoneal dialysis：a prospective, randomized, controlled, multicenter study. Am J Kidney Dis 40：373-380, 2002
17) Han SH, Lee SC, Ahn SV, et al：Improving outcome of CAPD：twenty-five years' experience in a single Korean center. Perit Dial Int 27：432-440, 2007
18) Williams P, Swift S, Modun B：Continuous ambulatory peritoneal dialysis-associated peritonitis as a model device-related infection：phenotypic adaptation, the staphylococcal cell envelope and infection. J Hosp Infect 30（Suppl）：35-43, 1995
19) Segal JH, Messana JM：Prevention of peritonitis in peritoneal dialysis. Semin Dial 26（4）：494-502, 2013
20) Nishina M, Yanagi H, Kakuta T, et al：A 10-year retrospective cohort study on the risk factors for peritoneal dialysis-related peritonitis：a single-center study at Tokai University Hospital. Clin Exp Nephrol, 2013 Oct 2.
21) 今田聰雄：CAPD 関連腹膜炎・出口部感染の 20 年の軌跡と最新情報. 腎と透析 61 別冊腹膜透析 2006：558-561, 2006
22) Piraino B, Bernardini J, Brown E, et al：ISPD position statement on reducing the risks of peritoneal dialysis-related infections. Perit Dial Int 31：614-630, 2011
23) Yang Z, Xu R, Zhuo M, et al：Advanced nursing experience is beneficial for lowering the peritonitis rate in patients on peritoneal dialysis. Perit Dial Int 32：60-66, 2012
24) Hall G, Bogan A, Dreis S, et al：New directions in peritoneal dialysis patient training. Nephrol Nurs J 31：149-154, 159-163, 2004
25) Di Bonaventura G, Cerasoli P, Pompillo Arrizza F, et al：In vitro microbiology studies on a new peritoneal dialysis connector. Perit Dial Intern 32（5）：552-557, 2012
26) Sharma SK, Chaurasia RK, Sijapati MJ, et al：Peritonitis in continuous ambulatory peritoneal dialysis. JNMA J Nepal Med Assoc 49：104-107, 2010

27) Niu HX, Tang X, Zhou WD, et al：Frequent peritoneal dialysis-related peritonitis：clinical characteristics, risk factors and treatments. Nan Fang Yi Ke Da Xue Xue Bao 30：855-858, 2010
28) Lobo JV, Villar KR, de Andrade Júnior MP, et al：Predictor factors of peritoneal dialysis-related peritonitis. J Bras Nefrol 32：156-164, 2010
29) Yip T, Tse KC, Lam MF, et al：Colonic diverticulosis as a risk factor for peritonitis in Chinese peritoneal dialysis patients. Perit Dial Int 30：187-191, 2010
30) Yip T, Tse KC, Lam MF, et al：Risks and outcomes of peritonitis after flexible colonoscopy in CAPD patients. Perit Dial Int 27：560-564, 2007
31) Chuang YW, Shu KH, Yu TM, et al：Hypokalaemia：an independent risk factor of *Eneterobacteriaceae* peritonitis in CAPD patients. Nephrol Dial Transplant 24：1603-1608, 2009
32) Vijt D, Castro MJ, Endall G, et al：Post insertion catheter care in peritoneal dialysis (PD) centres across Europe—Part 2：complication rates and individual patient outcomes. EDTNA ERCA J 30：91-96, 2004
33) Nessim SJ, Bargman JM, Jassal SV：Relationship between double-cuff versus single-cuff peritoneal dialysis catheters and risk of peritonitis. Nephrol Dial Transplant 25：2310-2314, 2010
34) Korzets Z, Erdberg A, Golan E, et al：Frequent involvement of the internal cuff segment in CAPD peritonitis and exit-site infection-an ultrasound study. Nephrol Dial Transplant 11：336-339, 1996
35) Macchini F, Valadè A, Ardissino G, et al：Chronic peritoneal dialysis in children：catheter related complications. A single centre experience. Pediatr Surg Int 22：524-528, 2006
36) Piraino B：Today's approaches to prevent peritonitis. Contrib Nephrol 178：246-250, 2012
37) Akoh JA：Peritoneal dialysis associated infections：An update on diagnosis and management. World. J Nephrol 1(4)：106-122, 2012

（池田雅人）

医師編

Q 出口部感染を減らすにはどうしたらよいですか？

A
- 出口部頭側の皮下組織が薄くならないように出口部を作製します
- 出口部周囲の皮膚ケアが重要です
- カテーテルは適切な位置で固定します

——適切な出口部作製

出口部感染の原因として，出口部の構造的問題と身体における位置があげられます．まず，構造的問題は，出口部がカテーテルの皮下組織における走行と連続しているという点です．図1に示すように，出口部の頭側の部分がきわめて薄い構造をしておれば，物理的に脆弱な組織となってしまいます．その結果，上皮というバリアが破綻しやすく，慢性感染の温床となってしまいます．できるだけある程度の深さを維持しつつ，出口部付近でカテーテルが皮膚面に対して直角に近く貫くように出口部を作製するべきであると考えられます．

次に出口部の身体における位置ですが，標準的な部位は臍より足側に作製します．ここで気をつけたいのは，ベルトとの位置関係と坐位における腹部の皮下脂肪層のたわみとの関係です．まず，ベルト位置での作製は絶対に避けなければなりません．また特に皮下脂肪層の厚い患者では，坐位において皮下脂肪層がたわんで出口部に覆いかぶさるような位置（図2）での作製を避けなければなりません．

医師編

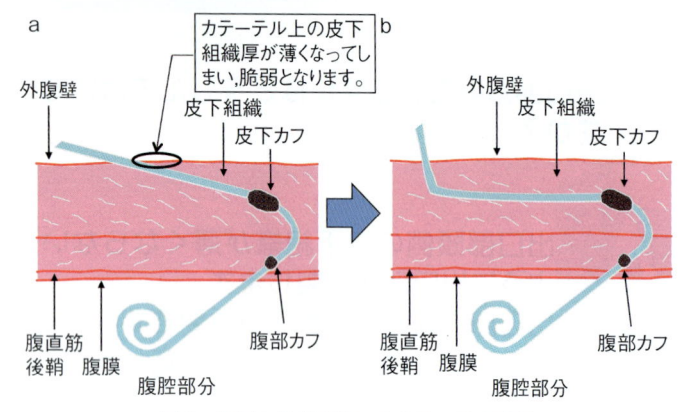

図1 皮下から出口部へのカテーテル走行

aのように出口部の頭側の皮下組織（○で囲んだ部分）が薄くならないように，bのように皮下カフから出口部方向へカテーテルを通す際は，出口部近くまでは比較的皮下の深部を通し，出口部近傍からトンネラーの彎曲を利用して一気に引き出すようにします．

── 適切な出口部ケア

　出口部ケアとして，まず消毒剤は何を使用するかという問題があります．イソジン液を使用するべきか，クロールヘキシジンなどそのほかの消毒液を使用するか，シャワー洗浄のみにするかなどがあります．実際には科学的に万人によい方法を検討することは不可能です．そのため，患者個々人に応じて最も適切な消毒法を検討する必要があります．われわれの施設では，消毒効力が高く，最も使用実績があるイソジン液による消毒を標準にしています．イソジン液消毒により皮膚炎を認める場合は，クロールヘキシジンまたはシャワー洗浄のみとしています．また出口部に違和感やカテーテルをひっかけるなどして出口部からトンネル部などの痛みや出血を認めるなどの異常時にはゲンタマイシン軟膏を塗布したり，抗生物質内服を行うように患者指導を行っています．

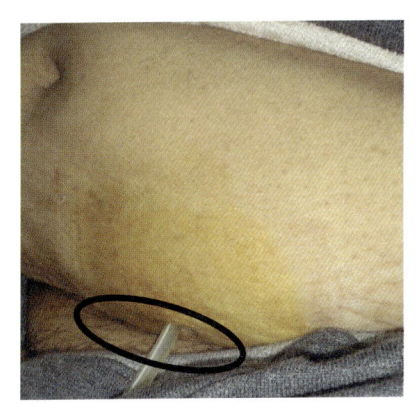

図 2　出口部と坐位における腹部皮膚のたわみ
坐位における腹部皮下脂肪に隠れてしまう領域（○で囲んでいる）に出口部作製することは避けなければなりません．そのため出口部位置決めの際には，坐位の姿勢でも位置を確認する必要があります．

　また出口部感染対策として，ガーゼをいかにうまく使用するかが重要です．われわれは，まずYガーゼの切れ込みにカテーテルを通す形でYガーゼをあてます．これによりカテーテルトンネル部からの滲出液を吸収し，トンネル部や出口部の浄化が促進されます．さらに，Yガーゼの上からガーゼをあて出口部を物理的に保護し，外的刺激から出口部を保護するようにしています．

　出口部周囲の皮膚のケアも非常に重要です．細菌の発生や瘙痒感から手指による出口部も巻き込んだ搔破につながり，出口部感染を助長すると考えられるからです．特にガーゼを固定するテープの粘着剤に対する皮膚のかぶれは高頻度で発生します．かぶれにくいテープの使用や，シャワーなどでしっかりテープの粘着剤を落とすように指導しています．またYガーゼとその上のあてガーゼをテープでとめ，その上から腹巻きなど

医師編

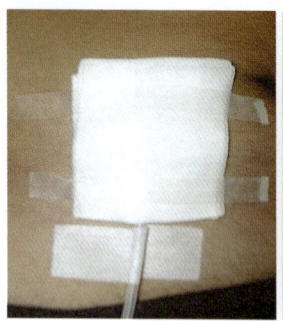

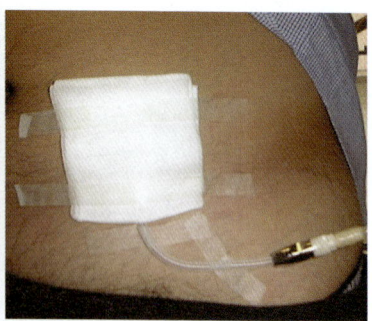

図3 カテーテル固定法の実際
カテーテルの自然な方向を維持できるようにカーブを作り固定する．カテーテルに余裕をもたせることも重要です．

で押さえることで，皮膚に直接テープをはりつけない方法も推奨しています．またピュアバリアHDモイストジェル（富士フィルム）という，テープの粘着力はそのままにかぶれを抑制する効果のある保湿剤を使用する方法もあります．このクリームをテープをはる位置にあらかじめ塗布しておき，その上にテープをはりつけます．

——適切なカテーテル固定

出口部感染の予防としてカテーテルのピストン運動を最小限にとどめ，機械的な出口部へのストレスを最小限に抑える努力も必要です．カテーテル固定をしっかりと行う必要があります（図3）．さらに体動の多い患者では，不適切な位置でカテーテルを固定すると，かえって出口部やトンネル部にストレスを与える結果になることもあります．自動車のアクセル，ブレーキペダルにあそびがないと運転が非常に難しくなるのと同様に，カテーテル固定部位はいろいろな姿勢を試したうえで適切な位置を選択する必要があります．図4に示すような固定位置は避けるべきであるというユニークな検討報告があります．

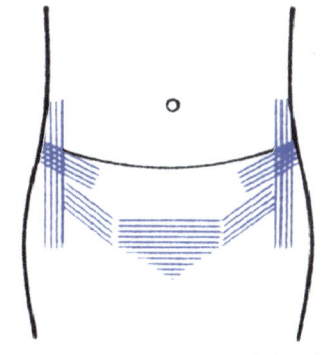

図4 カテーテル固定部位として避けるべき部位
色線部分での固定は避けます．色線部で固定を行うと体動（体のひねり運動）により出口部やトンネル部にかえってストレスがかかることになり，感染の原因となり得ます．
（田畑　勉，上田恵利子・編：新CAPDセルフケア—腹膜透析とうまくつきあうためのハウツーマニュアル改訂第2版，p.37，診断と治療社，東京，2010より引用）

――そのほか

　出口部感染予防効果があると報告されているものとして，軟膏などの外用薬を出口部に塗布するという方法があります．ゲンタマイシン軟膏の塗布は腹膜炎の発症を抑制するなど有用であると考えられます．ただし，同時に非定型抗酸菌などの耐性菌の発生につながるという警告があるのも事実です．そのためわれわれの施設では，出口部作製術後カテーテル周囲組織が上皮化するまでの6～8週間は，ゲンタマイシン軟膏塗布を行うが，それ以後は原則として異常時以外は使用しないことにしています．

（鷲田直輝，伊藤　裕）

医師編

Q PDカテーテル留置術のコツとカテーテルトラブル対応について教えてください

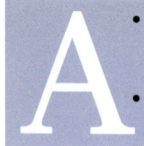

A
- 目的が手術自体ではなく，機能作製であることを理解しましょう
- 起き得る合併症を予期し，極力防止する手立てが必要です
- トラブル発生時には期を逸しないように迅速な対応が必要です

―― PDカテーテル留置術は安定したPD治療にとって必要不可欠です

　安定したPD治療を行ううえで腹膜アクセスは良好に作製しなければなりません．新たな機能を作製・維持する必要のあるカテーテル挿入術は決して容易な手術ではありません．十分な知識をもって手術に臨みましょう．大事なのは患者に苦痛なく安全に挿入すること，次に注排液がスムースに継続して行えること，そしてトンネル感染を起こしにくくする手術手技が重要です．そのためには周術期すべてにおいて注意が必要です．標準術式に関して記述します．

1. 術前

　腹部手術の既往を確認します．以前いわれたような腹部手術既往はPDの禁忌とはなり得ませんが，腹腔内手術はときに腹腔内の癒着を起こしますので，場合によっては腹腔鏡下での挿入が必要な場合があります．また，前回切開創の腹壁には腸管などの腹腔内臓器が癒着している場合があるため，別な場所か

らの挿入が望ましいと考えます．現在では出口部もさまざまなカテーテルの登場により自由に設定できますので，皮膚の炎症などのない部位に出口部の設計，ならびにそれに合ったカテーテルの準備が必要です．

術前の体毛処理は基本的に不要です．剃刀による剃毛は決して施行してはなりません[1]．剃刀は皮膚に微細な損傷を起こし，創傷感染の原因となるからです．術直前での剃毛で3.1％，24時間以上前は20％の創部感染を起こすとされています[1]．

カテーテルをスムースに挿入するためには，腹腔内容の容積を減少させることが必要です．このために浣腸による腸管内容の減少，導尿による膀胱内容の減少が必須です．

2. 術中

先ほど事前の剃刀での剃毛は禁忌であることをお書きしました．しかし体毛が多く，手術の妨げになる場合には，サージカルクリッパーで直前に体毛を除去します．蛋白汚れは綿球で消毒剤を用いても除去しきれませんので，ポビドンソープなどでブラッシングを行い皮脂蛋白汚れを除去し，最終的に消毒薬で消毒を行います．

カテーテル挿入部位は経腹直筋挿入を基本とします．これは，血流が豊富な筋肉内を通過させることで創傷治癒を早くすること，カテーテルの固定が良好であるためです．創は低侵襲にするために可及的小さな創が望ましいと思いますが，術者の技量に合わせて，慣れないうちは安全性・正確性を優先すべきでしょう．慣れると自ずと小さくなります．

皮切後，皮下脂肪を筋鈎で鈍的に剝離し，突っ張った部分を電気メスで切開し腹直筋前鞘に至ります．この際に尾側よりも頭側の組織を大目に展開することを心がけます．後述しますが，この操作でカテーテルを寝かせて挿入することが容易にな

るためです．前鞘が露出したら横方向に1対の牽引糸をかけます．この操作は術野が深くなることを防ぎ手術を容易にするためです．これを牽引しながら腹直筋の前鞘を縦切開します．この際も頭側を多めに切開します．次に，腹直筋を左右に鈍的に分け後鞘に至ります．この際，下腹壁動静脈に遭遇することがありますが，損傷をきたした際には止血に難渋しますので注意深い観察が必要です．挿入に邪魔と判断した場合，結紮切断も問題ありません．後鞘にも同様に1対の牽引糸をかけますが，腹直筋後鞘の下層には腹膜前脂肪を介して腹膜が癒着しており，深くかけると腹腔内に損傷をきたす可能性がありますので，注意が必要です．次に牽引糸を挙上させて腹腔内容に損傷をきたさぬように，注意深く後鞘と腹膜を切開し小孔を開けます．腹膜前脂肪は個人差が大きく，ときに大網との判別が困難なことがあります．この際は鋭的に切開するのではなく，先の細かい攝子で少しずつはがすように脂肪を除去することで判別が可能となります．

　この小孔の4方向にカフ固定用の針糸をかけます．次にこの糸を挙上させるようにして1周ないし2周のタバコ縫合をかけます．タバコ縫合は結紮時にときに切れてしまうことがあるので，慣れないうちは2周かけておいたほうが安心です．またカフ固定用の糸は後からかける方法もありますが，視野確保の意味で先にかけたほうが容易でしょう．この小孔から先端を若干曲げたスタイレットを装着したPDカテーテルをダグラス窩に挿入します．この際前腹壁に沿わせるように進め，膀胱の隆起を確認したら若干引き戻し，スタイレットを回転させつつ立てることで"ストン"とダグラス窩に挿入することができます．この際，抵抗がある際は決して無理に押し込まずやり直します．よい位置に入ったか否かは，生理食塩液を100 mL程度注入し，カテーテルからサイフォンの原理で水流として確認でき

れば問題ありません．ポタポタと落ちる程度では，よい注排液は期待できません．迷うことなく，再度入れなおしましょう．

次に内部カフに先ほどかけた固定糸とタバコ縫合をかけ，カフを腹膜外に配置します．その後，外部カフ近傍までカテーテルを可及的に腹直筋前鞘下に配置するように前鞘を修復します（図1a）．その後皮下トンネルを形成し，創部を念のために十分に洗浄し閉創します．閉創も皮膚に極力ダメージを与えないように，吸収糸による真皮縫合で修復します．

3. 術後

減菌ドレッシング剤で被覆することが，感染防御ならびに創傷治癒には効果的と考えられています．このため吸水性のドレッシング剤にドレッシングフィルムを張り，滲出がなければ10日ほどそのままとしています．当然消毒はしません．消毒薬は殺菌力は強いですが，その分組織修復に重要な線維芽細胞などへの障害性があり好ましくありませんし，消毒薬の作用効果時間は数分しかありません．またガーゼ被覆では乾燥し痂皮形成を起こしますし，ガーゼのメッシュ間隙は細菌にとってほぼ役に立たない大きさです．

——カテーテルトラブルの対応

1. 感染処置（トンネル感染症）

カテーテルという異物が皮膚を貫通し体外に出ている以上，感染のリスクはあります．感染は起こるものだという感覚で，外来時には診察する必要があるでしょう．

診察時には外部カフから出口部に向けて皮膚をしごいてみるようにします．普段排膿がない患者でも，この操作で感染の確認ができることもあります．また疑わしい場合には体表超音波

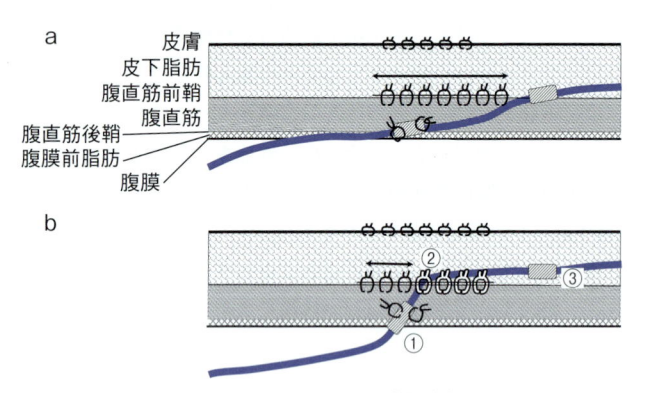

図1　PDカテーテルの皮下走行

a：正しいカテーテルの皮下走行　b：誤ったカテーテルの皮下走行

①内部カフは必ず腹膜外に配置しなければなりません．腹腔内にダクロン繊維のカフが存在する場合，術早期の透析液漏れのリスクが高まること，腹腔内容の癒着の可能性があること，万が一腹膜炎を生じた場合，繊維内に細菌が侵入し温床となる可能性などが考えられるためです．

②PDカテーテルは前腹壁に沿わせるようにするために腹直筋前鞘の下方（腹直筋内）を走行させる必要があります．このためには腹直筋前鞘の修復は可及的にカテーテルの上方で行います．この修復をカテーテルの下方で行うと，図のように必然的に内部カフが立ち上がるような形になり，カテーテルは腹腔内で腹壁に沿わず挿入され位置異常を引き起こしやすくなります．

③外部カフは腹直筋前鞘上に配置する必要があります．カフがしっかり腹直筋に固定されることで位置異常の防止に役立ちます．もし皮下脂肪内に配置された場合には，体動によってカフの位置が動き出口の安静が損なわれたり，位置異常の一因になりかねませんので注意します．配置後速やかに固定されますので針糸での固定は必須ではありません．

検査での観察は有用です（図2）．感染が確認できた場合，外部カフを越えるか越えていないかで対応が変わります．その判定には臨床症状のみならず超音波検査は必須です．越えない場合には，外部カフをトンネルごと体外に出してしまう unroofing

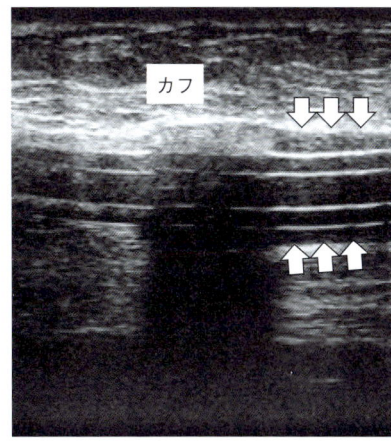

図2 PDカテーテルの体表超音波所見
図左側が内部カフ側，右が出口部側．中央に外部カフが描出されています．感染波及のない左側はカテーテルの素材の厚さと内腔が4本線でみえます．しかし，右側は感染波及によりカテーテル周囲に液体貯留がみえるためにあたかも6本線（矢印）のようにみえます．

術，必要に応じてカフを除去する cuff shaving 術，非感染部分で既存のカテーテルを切断した後に，新規のカテーテルをチタニウムエクステンダーで延長し出口部を新規に作製する方法があります．一長一短がありますので，症例によって術式は検討する必要があります．特に緑膿菌の場合には，明らかな感染所見がなくとも外部カフを越えた場合と同様に，感染制御の観点から，対側からの入れ替え術が必要になることが多いと個人的には思っています．

2. 非感染処置（カテーテル位置異常，それに伴う注排液困難）

注排液困難は多くの場合，カテーテル位置異常に伴うことが多いようです．挿入術の項にお書きしたように，位置異常は挿

入術を適切に施行することでかなり防ぐことができるものと考えています．さらに積極的に予防するのであれば，腹腔内のカテーテルを前腹壁に固定する peritoneal wall anchor technique (PWAT)[2]も報告されていますが，まず基本である挿入術の基本を守ることが重要です．一方，位置異常を呈さずに注排液困難となる場合があります．この場合，フィブリンによるカテーテル閉塞，カテーテル皮下屈曲，女性の場合，卵管采迷入などがあります．

治療は腹腔鏡を用いての修復もありますが，簡便で有効性の高いのは下腹部小切開示指矯正法でしょう．後に窪田らによって catheter repair by the forefinger (CRF)[3]と名づけられています．これは下腹部に小切開を置き，カテーテルを体外に導出した後に原因病変を除去し，再度腹腔内にカテーテルを戻す術式で，切開創も密に縫合することで透析液のリークトラブルも少なく，簡単かつ安全に良好な効果が得られます．

文　献

1) Mangram AJ, et al：Guideline for prevention of surgical site infection. Infect Control Hosp Epidemil 20：247-278, 1999
2) 深澤瑞也，松下和通，神家満学，他：新規挿入時に行う腹膜透析カテーテルの腹壁固定術（New PWAT）PD カテーテル位置異常予防法．透析会誌 39：235-252, 2006
3) 窪田　実：カテーテル位置異常への対処を教えてください．腎と透析 64：825-827, 2008

（深澤瑞也）

医師編

Q: EPS の治療戦略は？ 手術適応とその実際について教えてください

A:
- EPS の手術は簡単ではない
- 手術は試行錯誤しつつ行っている
- 患者の利益を第一に考えて治療にあたるべきである

――はじめに

被囊性腹膜硬化症（EPS）は腹膜透析施行中にも，腹膜透析を中止してからもその発症が報告されています．治療法には，内科的治療・外科的治療があります．治療法の選択は慎重に検討されなければなりません．特に外科的治療（癒着剝離術）に際しては，細心の注意が必要です．厚生省班会議『CAPD 療法の評価と適応に関する研究班』(1997) では，以下のように定義しています[1]．EPS とは「びまん性に肥厚した腹膜の広範な癒着により，持続的，間欠的あるいは反復性にイレウス症状を呈する症候群．形態学的には腹膜肥厚および，もしくは硬化性腹膜炎を認める」ものであり，病理学的な面には言及していません．EPS の治療指針は表のようになっていますが，6.の外科的治療の適応に関しては以下の①，②のように報告されており，現在の治療法とは大きく異なります．①診断的開腹術，限局性病巣の場合のみ剝離と腹腔内洗浄を考慮．癒着腸管の剝離は鈍的剝離処置の可能な範囲にとどめる．鋭的剝離は可及的に回避．②絶対的手術適応は，大量出血，穿孔，腸管壊死．

川西らが EPS に対する癒着剝離手術を報告して以来[2〜5]，その手術適応は大きく変化してきました．実際の症例を解説しな

医師編

表　EPS の治療指針

A．基本方針　CAPD の中止，腸管の安静・TPN 施行
B．具体的な治療
　1．絶飲，絶食を原則とする
　2．経鼻胃管，消化管内圧減圧
　3．TPN 施行
　4．腹膜カテーテルの適切な抜去
　5．薬物療法
　　ステロイド・免疫抑制剤・抗菌薬
　6．外科的治療の適応
　　①診断的開腹術，限局性病巣の場合のみ剥離と腹腔内洗浄を考慮
　　　癒着腸管の剥離は鈍的剥離処置の可能な範囲にとどめる
　　　鋭的剥離は可及的に回避
　　②絶対的手術適応は，大量出血，穿孔，腸管壊死

(治療指針改訂案，1997 年（CAPD 療法の評価と適応に関する研究班）より引用)

がら，手術適応に関して考えてみたいと思います．

——手術を施行した症例

症例は 65 歳女性．紫斑性腎炎による慢性腎不全にて 1994 年 4 月，PD 導入．2009 年 6 月 HD に移行（PD 歴は 15 年 2 カ月）．2011 年 8 月頃よりイレウス症状があり，同年 11 月，当院を紹介され入院となる．術前検査を施行のうえ，12 月 13 日癒着剥離術を行った．術前と術後の写真を図 1 に示す．術後，32 日で退院し，紹介元施設で外来維持透析を行っていた．当院には 2 カ月に 1 度の割合で外来通院をしていた．術後 1 年 2 カ月目にイレウスで入院するも保存的治療にて 14 日間で軽快退院．さらに 1 年 6 カ月後にもイレウスで 21 日間入院するも保存的治療にて軽快．その後さらに 2 回の入院．癒着性イレウスなのか，EPS 再発なのかが問題となった．1 年 8 カ月後の入院で，白黒をつ

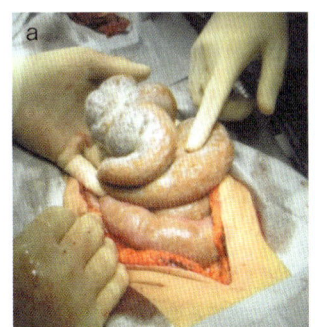

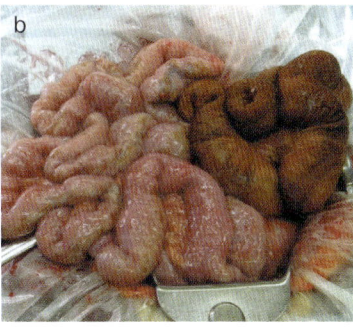

図1 開腹時と終了時
a：開腹時　b：終了時

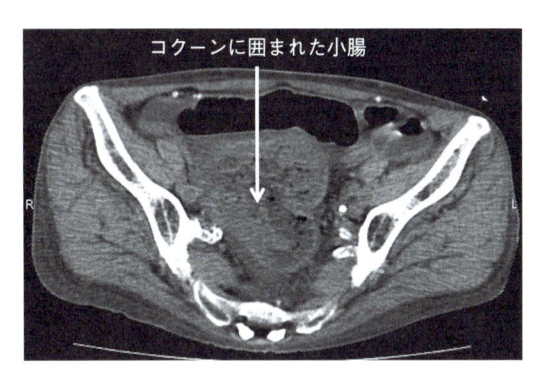

図2 CT所見

けるべく検査を進めた．術後の癒着性イレウスとEPS再発の区別は，きわめて難しい．いずれにしても，手術適応をどう決めるかが重大なポイントとなる．そこで腹部CT，ガストログラフィンによる胃腸追求などの検査を行い検討した（図2〜4）．8月に手術を行ったが，初回手術の所見とほぼ同様の回腹時所見であった．結局，回腸-横行結腸バイパス術を行うことで食事摂取が可能となった．これらの手術を行うか否かに際してはそ

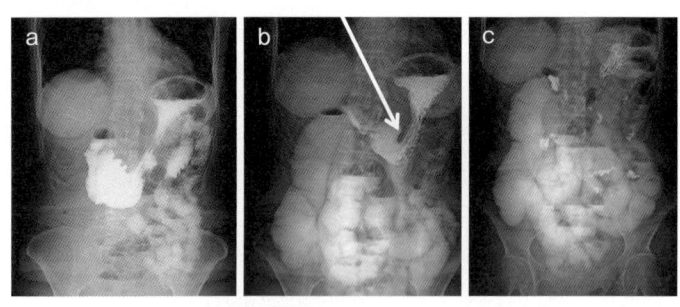

図3 ガストログラフィンでの胃腸追求
a:検査開始直後 b:検査開始1時間後. 胃内に造影剤残存
c:検査開始2時間後. 胃内の造影剤消失

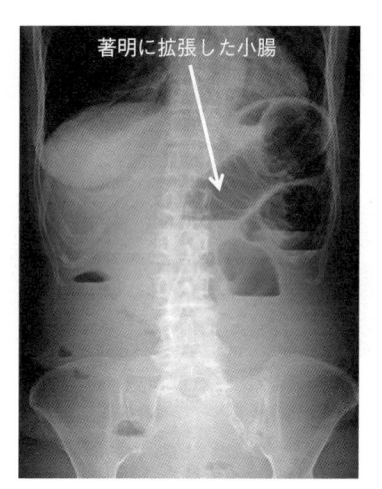

図4 腹部単純(立位)写真

のつど消化管の精査の後,患者および家族と十分な話し合いのうえ,手術に臨んでいる.

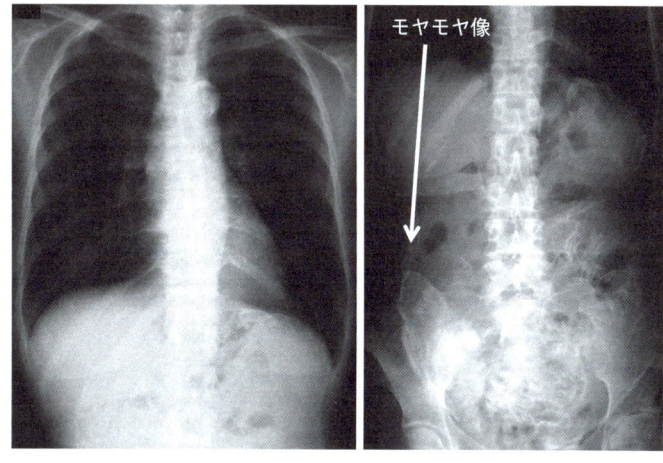

図5　非手術例

――手術を施行しなかった症例

　症例は50歳，女性．ネフローゼ症候群による慢性腎不全にてPDを開始し，PD歴は10年6カ月．PDを中止して1年4カ月でイレウス症状が出現し，当院を紹介され入院．図5の胸部X線写真は問題ないが，腹部単純X線写真ではモヤモヤとしたラインを認める(矢印)．図6のCT像では腹膜の著明な石灰化を認めた．このX線像より手術は不可と判断し，IVHポートを埋め込み，在宅高カロリー輸液療法を行うこととした．EPS患者の特徴は，絶食にさえすればそれほど強いイレウス症状を示さないことである．この患者はIVHポートによる栄養法で2年2カ月，元気に日常生活を送ることができた．透析患者として週3回の血液透析を行いつつ，義父の葬儀をすべて取り仕切ったとの話を聞いている．最終的には，腹膜炎にて亡くなったが，きわめて濃度の高い生活だったと認識している．

医師編

腹膜の著明石灰化

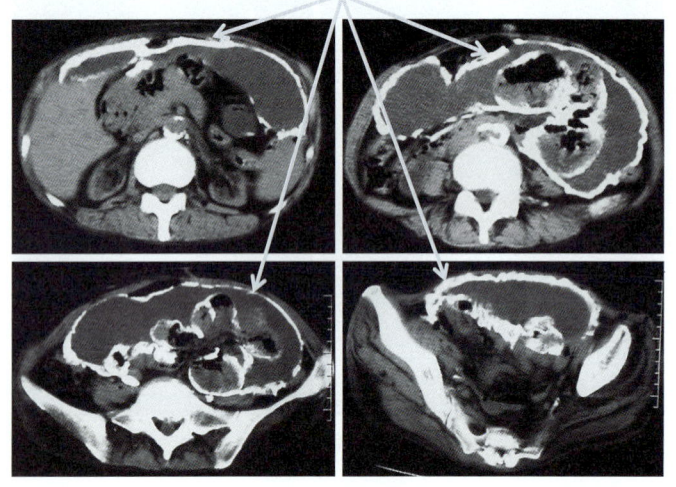

図6 非手術例

——手術に際してのインフォームドコンセント

　手術適応に関する精査を行った後，手術適応と判断した場合は，手術に関するインフォームドコンセントを患者および家族に対して行いますが，その概要を以下に記します．①最初に透析患者の外科手術は，その手術成績がきわめてよくなってきていること．ただし待機手術の場合の話で緊急手術は成績不良です．②術後の合併症は，一般の患者よりも高率に起こること．③ひとたび合併症が起こると，その回復はかなりの困難を伴うこと．④上記①〜③は透析患者に対する胃癌・大腸癌などの一般的な話です．EPS の手術はきわめて危険度の高い手術であり，生命に危険が及ぶこともあることを話します．これらのことを理解していただいてから手術に臨むことになります．

——おわりに

 EPSと診断がついて，手術適応があるか否かに関しては，著明な石灰化が腹膜に生じていないこと，全身麻酔に耐えられることが決め手になります[6〜7]．次いで，かなり危険な手術であることを理解していただいてから外科的治療はスタートすることになります．

文　献

1) 野本保夫，川口良人，酒井信治，他：硬化性被囊性腹膜炎（SEP）診断・治療指針（案）—1997年における改訂—．透析会誌31：303-311，1998
2) 川西秀樹，新宅究典，森石みさき，他：硬化性被囊性腹膜炎（SEP）に対する治療戦略：開腹・癒着剝離術の有効性．腎と透析46別冊　腎不全外科99：84-87，1999
3) Kawanishi H, Harada Y, Sakikubo E, et al：Successful surgical treatment for sclerosing encapsulating peritonitis. Advances in Peritoneal Dialysis 16：252-256, 2000
4) 川西秀樹：被囊性腹膜硬化症に対する外科手術．臨牀透析増刊号「透析患者の手術」19：991-998，2003
5) 川西秀樹：腹膜透析における被囊性腹膜硬化症（EPS）は克服できるか．臨牀透析20：837-841，2004
6) 室谷典義，堀　誠司，佐藤純彦，他：被囊性腹膜硬化症（EPS）の外科的治療．腎と透析61別冊　アクセス2006：30-33，2006
7) 堀　誠司，室谷典義：CAPDの進歩と限界へのチャレンジ—外科治療．腎と透析69：67-69，2010

（室谷典義）

医師編

Q: PD・HD併用療法の導入基準と離脱基準を教えてください

A:
- β2 microglobulin>35 μg/mL（導入・離脱）
- 体液管理不良（導入・離脱）などの尿毒素除去不全
- PD期間≧8年（離脱基準）

―― PD・HD併用療法（以下，併用療法）の意義

 併用療法は，基本は週5～6日のPDに週1回4時間程度のHDを併用する治療法です．併用療法は当初，残存腎機能が低下し，PD単独では十分な透析治療を達成できなくなった患者のうち，医学的・社会的な理由で週3回のHDに移行することが難しい場合に，透析量増加と体液管理の改善を目標に定期的なHDを併用してPDを継続する目的で開始されました．現在では，併用療法はPD単独療法からHD単独療法への移行期をつなぐ治療法というだけでなく，PDとHDの長所を兼ね備えた新しいmodalityと位置づけられ，透析導入早期からの併用療法なども試みられています．本稿では，併用療法の適応・中止基準などについて記載します．

―― 併用療法の導入基準

 PD期間が長くなると残存腎機能が低下する症例が増え，PD単独では適正透析が達成できなくなります．そこで，緩徐で連続的であるPDのメリットと，尿毒症物質除去量が多く，確実な除水が可能であるHDのメリットを組合せた併用療法が，次の治療法選択の1つとして検討されます．

表 併用療法の適応・除外基準

適応1:溶質除去不全
①weekly CCr<50 L/週　あるいは　KT/V<1.7
②ESA抵抗性貧血(rHuEPO製剤最大量使用下でヘモグロビン<9 g/dL)
③β2MG>35 μg/mL
適応2:体液コントロール不良
管理困難な高血圧,浮腫,X線上のうっ血所見,HANP高値などの所見が3カ月以上継続する場合.

除外基準
①患者がPD継続を望まない
②EPSハイリスク所見(繰り返す腹痛,血性排液,D/P Crが経時的に上昇しD/P Cr比>0.82が12カ月以上持続,CT上腹膜の肥厚と石灰化が認められるなど)
③PD期間8年以上

　PD単独では適正透析を達成できない状態は,多くは残存腎機能の低下に伴って起こりますが,残存腎機能が維持されていても,食事制限(特に塩分制限)が守れない患者,仕事などで交換回数が限られる患者,多発性嚢胞腎やヘルニアなどで注液量が制限される患者で表の適応基準にあてはまる際は,併用療法の適応となります[1].

　残存腎機能が低下すると,サイクラーなどを利用してPD液交換回数を増やしても,適正な尿毒症物質除去を達成するのは困難です.特にβ2 microglobulin (β2MG)などの中分子以上の尿毒症物質は残腎でのクリアランスの割合が多く,残存腎機能の低下に伴い蓄積します.エリスロポエチン製剤(ESA)不応性貧血,restless leg syndromeやかゆみも中分子以上の尿毒症物質が関与していると考えられています.β2MGの除去量は,ハイパフォーマンス膜を使用したHD 1回でPD約5日分に及びます(図).また,HEMO Studyの解析で,血清β2MG

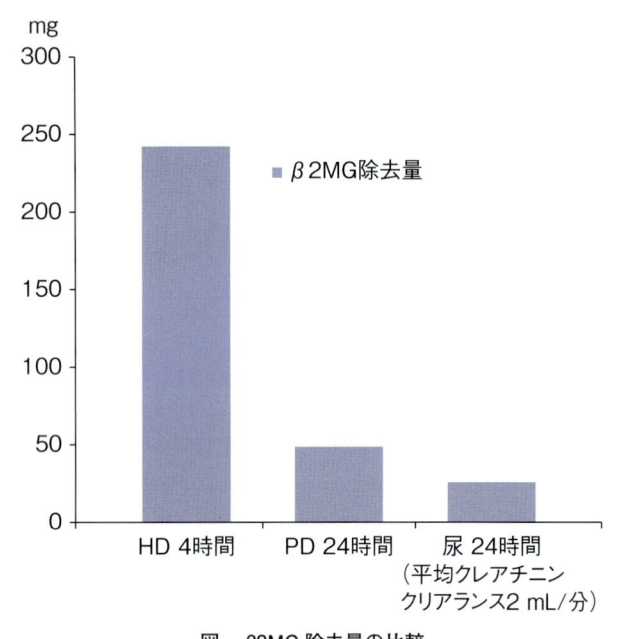

図 β2MG 除去量の比較

ハイパフォーマンス膜を使用した HD 4 時間では，β2MG の除去が PD 約 5 日分に及ぶ．

値は生命予後のリスク因子であることが示され[2]，HD 患者のみならず PD 患者でも同様と考えられます．さらに，われわれは血清中 β2MG が 35 μg/mL 以上で，被囊性腹膜硬化症（EPS）のリスクが増加することを報告しています[3]．したがって，KT/V などの小分子尿毒症物質除去量の下限のみならず，中分子尿毒症物質 β2MG＞35 μg/mL が持続することも PD 単独療法の限界を示す 1 つの基準と設定しています．

体液コントロールについても，透析患者の死因として心血管疾患，心不全が多いことを踏まえ，浮腫・高血圧などの体液過

剰症状とヒト心房性利尿ペプチド（HANP）・脳性利尿ペプチド（BNP）の高値などの心負荷所見が3カ月以上続く場合は，HDや併用療法への移行を検討すべきです．

また，症例数は少ないものの，HDからPD・HD併用療法へ移行する場合もあり，HD困難症でHD単独療法が難しい患者，ブラッドアクセス不全で穿刺回数を減らさざるを得ない患者，週3回のHD通院が困難になった患者などに併用療法を適応し，良好な経過を得られています．また，腹膜休息（PDを施行しない日をつくる）を目的とすることもあります．

——併用療法の離脱基準

併用療法の離脱を検討するポイントは，大きく2つに分けることができます．すなわち，透析不足とEPSの発症リスクの2点です．

まず，併用療法の治療目標をあげます．①$\beta 2MG$を$30\,\mu g/mL$以下，②ヘモグロビン，リンなどについては透析医学会ガイドラインに従う，③HDの除水はドライウエイトの5%以下，です．$\beta 2MG$は，前述の通り，併用療法1週間分の除去量（HD1回＋PD 5〜6日）はHD約2回分（ハイパフォーマンス膜使用）に相当します．また，リン・体液などの除去もHDのほうが確実です．したがって，併用療法で治療目的が達成できない場合，週3回のHDへの移行を検討すべきです．

また，併用療法によってPDの継続は延長することができますが，腹膜劣化を軽減することはできても止めることはできないと考えられています．したがって，PD療法の最大の合併症であるEPSの発症リスクは無ではありません．

併用療法を安全に施行するため，当院では離脱基準として以下を推奨しています．

①HD併用（週1〜2回）にても体液管理が不良かつ/あるい

は血清 β2MG が 35 μg/mL 以上が持続.

②PET 検査で D/P　Cr が経時的に上昇し high category に至る.

③繰り返す腹膜炎.

④総 PD 期間 8 年以上.

——まとめ

併用療法の目標は，PD と HD のそれぞれがもつ長所を生かし，透析患者の生命予後と QOL を改善することですが，いまだ EPS リスクや生命予後への影響の評価が十分でなく，HD 単独療法への移行基準が明確となっていません．本稿では，東京慈恵会医科大学の基準を中心に導入基準・離脱基準を述べましたが，当院では本基準を導入後 EPS の発症は認めておりません．

文　献

1) Matsuo N, Yokoyama K, Maruyama Y, et al：Clinical impact of a combined therapy of peritoneal dialysis and hemodialysis. Clin Nephrol 74：209, 2010
2) Cheung AK, Rocco MV, Yan G, et al：Serum β-2 Microglobulin Levels Predict Mortality in Dialysis Patients：Result of the HEMO Study. J Am Soc Nephrol 17：546-555, 2006
3) Yokoyama K, Yoshida H, Matsuo N, et al：Serum beta2 microglobulin (beta2MG) level is a potential predictor for encapsulating peritoneal sclerosis (EPS) in peritoneal dialysis patients. Clin Nephrol 69 (2)：121-126, 2008

（松尾七重）

医師編

Q 適正な腹膜透析継続期間について教えてください

A
- PD継続期間を一律に規定することはできない
- 透析不足になった場合,またはEPSの発症リスクが高まった時期がPDを中止すべきタイミング
- 各患者における透析効率と腹膜機能の経時的なチェックが必要

　適正な腹膜透析継続期間について,具体的な継続期間を一律に規定することはできません.2009年度版,日本透析学会「腹膜透析ガイドライン」[1]において,PDの継続に関して尿毒症管理がPD単独治療で十分管理できなくなった場合,あるいは腹膜劣化が確認される場合には,血液透析あるいは血液透析併用療法への移行を推奨しています.しかし,PDの継続期間に関して明確には言及されず,この点に関してはInternational Society for Peritoneal Dialysis (ISPD) statementでも同様です.したがって,各患者においてPDの継続期間を検討する必要があります.具体的には,①適正な透析量が確保できなくなった場合,または②EPSの発症リスクが高まった場合にPDからHDへの切り替えを考慮する必要があります.

——適正な透析量が確保できなくなった場合

　腹膜透析ガイドライン[1]では「溶質と水分の除去」を適正透析の基準とし,これらが適切である状態を「適正透析」と定義

されています．そして①適正腹膜透析の評価は溶質除去と適切な体液状態を指標として定期的に行う，②腹膜透析量は週当たりの尿素 Kt/V で評価し，適正透析量として残存腎機能と併せて最低値 1.7 を維持する，③体液量過剰状態を起こさないように適切な限外濾過量を設定する，④適正透析が実施されているにもかかわらず腎不全症候や低栄養が出現する場合，処方の変更あるいはほかの治療法への変更を検討する，と記載されています．ここでは総尿素 Kt/V の目標値を明記しておりますが，weekly CCr に関してはエビデンスに乏しいためガイドラインに明記されておりません．現時点では，このガイドラインの適正透析基準を満たさない場合には PD の継続は困難と判断し，HD への移行，または HD 併用をするべきでしょう．

適正効率を確保するために，可能な限り残存腎機能を保持することが必要です．CANUSA 研究[2]にて，PD 自体の透析量には限界があり，残存腎機能の臨床的な重要性が確認されました．腎障害因子である脱水や腎毒性物質・薬剤・造影剤の使用を可能な限り控えることも必要です．また PD 患者の残存腎機能の保持に ACE 阻害薬，ARB が有効であることが示されております[3,4]．残存腎機能が低下あるいは喪失した例では，小分子のみならず，中〜大分子領域における尿毒素が蓄積する危険性があります．Kt/V は小分子物質の透析効率の指標ですが，中分子物質の尿毒素の蓄積を評価する手段としては血清 β2 ミクログロブリンの測定が有用です．PD 処方を調整し β2 ミクログロブリンを 30.0 μg/mL 未満にすることが望ましいですが，残存腎機能が低下し PD 処方を調整しても 35.0 μg/mL を超える場合には HD への切り替えを考慮すべきです．

体液量に関しては，EAPOS study[5]では，1 日限外濾過量 750 mL 以下の場合に生命予後が不良であるという報告や，体液量のコントロールがよければ栄養状態の改善もみられるという報

告[6]があります.

ガイドラインに記載されている「腎不全症候」とは，溶質除去不足の臨床症状として，食欲不振や嘔気・嘔吐などの消化器症状，栄養状態悪化，ESA不応性の貧血，レストレスレッグ症候群，皮膚瘙痒などがあります．また，体液貯留の臨床症候としては浮腫や胸水貯留などの心不全徴候や降圧薬抵抗性の高血圧などがあります．Kt/Vが1.7以上であっても，このような腎不全症状や体液貯留が出現する場合には処方の変更を検討するべきでしょう．

── EPSの発症リスクが高まった場合

厚生省長期慢性疾患総合研究事業慢性腎不全研究班（CAPD療法の評価と適応に関する研究班）は，1997年に「硬化性被囊性腹膜炎（sclerosing encapsulating peritonitis, 現在のEPS）診断・治療指針（案）」[7]のなかで，「EPS予防のためのCAPD中止基準指針」を示し，そのなかで腹膜機能低下（除水不全），腹膜炎，透析期間（8年以上）などをEPS危険徴候の1つとしてあげています．

その後，さまざまな研究により，EPSはPD継続期間に依存してその発症リスクは高くなることが明確化されています．2004年，KawanishiらはEPSの多施設前向き研究を実施し，4年間の観察の結果，PD期間3年，5年，8年，10年，15年，15年以上の群でEPS発症頻度はそれぞれ，0%, 0.7%, 2.1%, 5.9%, 5.8%, 17.2%と透析期間とともに増加することを報告し，8年以上では有意にEPSの発症頻度が増加することが示されました[8]．また2010年，Yamamotoらは中皮細胞診断を用いた腹腔洗浄の効果を示す後ろ向き研究を実施した結果，PD期間6.5年以上がEPS発症のリスク因子であることが示されました[9]．さらに2010年，ANZDATAでは，PD期間4年以内に比

較して4〜8年では4.89倍，8年以上では12.1倍リスクが高くなることが示されています[10]．2009年のScottish Renal Registryの解析では，3年以上がEPS発症リスクであるとしています[11]が，この患者背景は腹膜炎の発症率が高く体液管理が不良であり，わが国のPD患者背景とは異なる点に注意が必要です．このように治療期間がEPS発症リスクに関連していることは明らかでありますが，治療期間を限定してもEPS発症を完全に回避することは困難です．加えて，これらの報告はすべて酸性透析液を使用した患者での解析です．現在，中性透析液を使用しているわが国で，これらの解析結果を参考にPD継続期間に限定してEPS発症リスクを論じることは避けたほうがよさそうです．

また，中性液による腹膜機能への影響やEPSの発症状況に関するデータは不足しているのが現状です．そこで2007年より，「新たな腹膜透析液を使用した腹膜透析患者の離脱と被嚢性腹膜硬化症の発症状況に関する多施設前向き観察研究調査（Neutral solution and Extraneal for present PD outcome in Japan：NEXT-PD研究）」[12]（図）が実施されました．これは，中性液を使用したわが国55施設のPD患者1,338名を対象にした研究で，観察期間は2008年11月〜2012年3月でした．イコデキストリンの併用35.2％，HD併用療法12.2％を含んでいます．平均年齢は62歳，観察期間の中央値は32カ月で，6カ月ごとに評価しています．観察期間におけるPD中止は727症例あり，うち死亡は163症例ありました．死亡離脱を除き，EPSを回避するために計画されたPD中止は58例でした．全体の約1％にあたる14名（うち3名はPD離脱後）でEPSの発症が認められました．PD継続期間でみたEPS発症率は，3年未満0.31％，3年以上5年未満0.55％，5年以上8年未満2.30％，8年以上1.20％でした．11名に対しステロイド治療，2名に対し

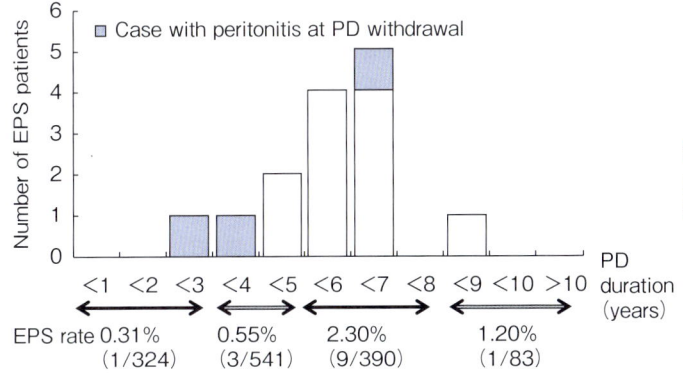

図 NEXT-PD study PD継続期間におけるEPS発症数と発症率

腸管癒着剥離術が施され,完全寛解12名,EPSによる死亡は3名という結果でした.この研究データから,中性液の使用やわが国のガイドラインによるPD中止基準などの集学的なアプローチによりEPSの発症を抑制することができると結論づけられています.

中性液でのEPS発症リスクに関するデータが徐々に増えてはいますが,現時点でEPSを回避するための推奨すべきPD継続期間に関しては,いまだ明確なエビデンスがないのが現状です.

したがって,EPS発症予防のためには,発症の原因となる腹膜劣化の程度を各患者で把握することが重要です.腹膜劣化の程度を把握するための手段として①PET,②排液マーカー,③中皮細胞診,④腹膜病理,などがあります.

1. 腹膜機能検査 PET

2009年版腹膜透析ガイドライン[1]では「長期腹膜透析例ある

いは腹膜炎罹患後の例で腹膜劣化の進行が疑われる場合，被囊性腹膜硬化症の危険性を考慮して腹膜透析の中止を検討する」，続いて，腹膜劣化を判断するための基本的な検査として，「腹膜平衡試験（PET）を定期的に行うことを推奨する」としています．

PETは非侵襲的であることに加え，客観性，簡便性，経済性に優れるため，PETを少なくとも年に一度は行い，D/P Crの推移を把握することを推奨しています．そしてD/P Crが経時的に上昇し，「high」が12カ月以上持続する例では，高度の腹膜の劣化が進行していると判断してPDの中止を検討すべきとしています．

2. 排液検査

腹膜劣化のマーカーとして排液中のIL-6, CA125, FDP, VEGF, MMP-2などの有用性が報告されています．Pecoits-Filhoらは，腹膜透過性が亢進している症例では排液中IL-6が高値であることを示し[13]，SampimonらはEPS発症例において発症前に排液中IL-6が上昇してくることを報告しています[14]．また，Ho-dac-Pannekeetらは，経時変化において排液中CA125が急激に低下する症例ではEPSの発症リスクが高くなることを示しています[15]．Moriishiらは，EPS発症症例において排液中FDPが上昇することを示しています[16]．Hiraharaらは，排液中matrix metalloproteinase 2（MMP-2）濃度が腹膜透過性と相関していることを示し，腹膜劣化を評価し得る新しい排液マーカーとして期待されています[17]．

また，排液中の血管内皮細胞増殖因子（vascular endothelial growth factor：VEGF）の濃度上昇は，腹膜透過性の亢進や限外濾過不全と関連していることをZweersら[18]やPecoits-Filhoら[19]が報告しており，VEGFが腹膜劣化に関与しているといわ

れています.

3. 中皮細胞診

腹膜が劣化すると腹膜中皮細胞が巨大化します．Yamamotoらは，この排液中に剥離してきた中皮細胞の面積を測定し，これがEPSの予測マーカーとなり得ることを示しています[9]．長期PD患者のEPS予防には中皮細胞診による定期的な観察が必要であり，具体的には中皮細胞面積が350 μm^2 以上はEPS発症のリスクであるとしています．

4. 腹膜病理

長期間の透析液による腹膜への刺激により腹膜組織は障害を受け，透析膜としての機能が低下します．PD液による腹膜組織障害の特徴は，①中皮細胞層の喪失，②中皮下間質の線維性肥厚，③間質の小血管の血管壁肥厚と内腔の狭窄静脈から毛細血管を中心とする血管病変です．腹膜生検にて，このような所見を認める場合には腹膜が劣化していると判断しますが，具体的に何がどの程度の組織変化を起こしていれば，PDを中止すべきかは明確化されていません．さらにほかの検査より侵襲が大きい検査であり，定期的な観察としては難しい検査です．

このように，1種類の検査，1回の検査のみでEPSの発症を予見することは難しいのが現状です．このため複数の検査を経時的に行い，総合的に判断することでEPSの前兆を早期に把握し，PDの中止時期を検討する必要があります．大切なことは，「PDをいつまで継続できるか」ではなく，「適切な時期」に適切な次の治療法（HD，移植）へとつなぐことです．

文 献

1) 日本透析医学会編：腹膜透析ガイドライン（2009年版）．透析会誌 42：285-315, 2009
2) CANADA-USA (CANUSA) peritoneal dialysis study group：Adequacy of dialysis and nutrition in continuous peritoneal dialysis：Association with clinical outcomes. J Am Soc Nephrol 7：198-207, 1996
3) Li PK, Chow KM, Wong TY, et al：Effects of an angiotensin-converting enzyme inhibitor on residual renal function in patients receiving peritoneal dialysis. A randomized, controlled study. Ann Intern Med 139：105-112, 2003
4) Suzuki H, Kanno Y, Sugahara S, et al：Effects of an angiotensin II receptor blocker, valsartan, on residual renal function in patients on CAPD. Am J Kidney Dis 43：1056-1064, 2003
5) Brown EA, Davies SJ, Rutherford P, et al；EAPOS Group：Survival of functionally anuric patients on automated peritoneal dialysis：The European APD Outcome Study. J Am Soc Nephrol 14：2948-2957, 2003
6) Cheng L, Tang W, Wang T：Strong association between volume status and nutritional status in peritoneal dialysis patients. Am J Kidney Dis 45：891-902, 2005
7) 野本保夫，川口良人，酒井信治，他：硬化性被囊性腹膜炎（sclerosing encapsulating peritonitis, SEP）診断・治療指針（案）1996年における改訂．日透医会誌 30：1013-1022, 1997
8) Kawanishi H, Kawaguchi Y, Fukui H, et al：Encapsulating peritoneal sclerosis in Japan：a prospective, controlled, multicenter study. Am J Kidney Dis 44：729-737, 2004
9) Yamamoto T, Nagasue K, Okuno S, et al：The role of peritoneal lavage and the prognostic significance of mesothelial cell area in preventing encapsulating peritoneal sclerosis. Perit Dial Int 30：343-352, 2010
10) Johnson DW, Cho Y, Livingston BE, et al：Encapsulating peritoneal sclerosis：incidence, predictors, and outcomes. Kidney Int 77：904-912, 2010
11) Garosi G, Oreopoulos DG：No need for an "expiry date" in chronic peritoneal dialysis to prevent encapsulating peritoneal sclerosis. Int Urol Nephrol 41：903-907, 2009

12) Nakayama M, Miyasaki M, Honda K, et al：Encapsulating peritoneal sclerosis in the era of a multi-disciplinary approach based on biocompatible solutions：The Next-PD Study. Perit Dial Int, 2014 [Epub ahead of print]
13) Pecoits-Filho R, et al：Chronic inflammation in peritoneal dialysis：the search for the holy grail? Perit Dial Int 24：327-339, 2004
14) Sampimon DE, Korte MR, Barreto DL, et al：Early diagnostic markers for encapsulating peritoneal sclerosis：a case-control study. Perit Dial Int 30 (2)：163-169, 2010
15) Ho-dac-Pannekeet MM, Hiralall JK, Struijk DG, et al：Longitudinal follow-up of CA125 in peritoneal effluent. Kidney Int 51：888-893, 1997
16) Moriishi M, Kawanishi H：Fibrin degradation products are a useful marker for the risk of encapsulating peritoneal sclerosis. Adv Perit Dial 24：56-59, 2008
17) Hirahara I, Inoue M, Umino T, et al：Matrix metalloproteinase levels in the drained dialysate reflect the peritoneal solute transport rate：a multicentre study in Japan. Nephrol Dial Transplant 26：1695-1701, 2011
18) Zweers MM, Struijk DG, Smit W, et al：Vascular endothelial growth factor in peritoneal dialysis：a longitudinal follow-up. J Lab Clin Med 137：125-132, 2001
19) Pecoits-Filho R, Araújo MR, Lindholm B, et al：Plasma and dialysate IL-6 and VEGF concentrations are associated with high peritoneal solute transport rate. Nephrol Dial Transplant 17：1480-1486, 2002

（鯉渕清人，酒井　謙）

医師編

Q 高齢者の腹膜透析（PDラスト）について教えてください

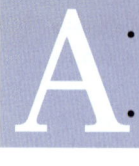

A
- 発展的PDラストは，虚弱高齢者の生活に配慮しQOLを重視した治療法です
- 家族の介護負担を考慮したうえで，社会的入院を回避し在宅療養の継続を目指すことが重要です
- そのためにはさまざまな社会資源を活用し，チーム医療として機能を高めることが重要です

—— PDラストの進化

　末期腎不全患者に対する包括的腎代替療法としてのPDの役割は明確に規定されています．治療上の特性を活かしたPDファーストは，積極的に活用が推奨されてきました．しかし，それとは対極に位置するPDラストは，尿毒症の治療法として消去法で選択された場合の狭い概念に閉じ込められてきました．すなわち，血管の荒廃によってバスキュラーアクセスの作製が困難な場合や心機能低下による透析困難症を呈する場合において，やむなくPDを選択するという考え方です．

　しかし，今日高齢化が進んだ透析医療において，PDの役割は大きく変貌しています．導入患者の年齢構成は男女とも75〜80歳にピークがあり，透析医療は高齢者医療としての側面が大きくクローズアップされています．導入当初より，虚弱，栄養障害，合併症などの理由でADLが低下し長期の予後が期待できない症例に対して，QOLの積極的な保持・向上を目的とすべ

くさまざまな工夫を加えたPD療法は,広義のPDラストです.今後,高齢者透析医療において積極的に活用すべきであり,包括的腎代替療法としての明確な位置づけが期待されます.

——チーム医療による包括的支援

　PDラストの理念は単にPDを尿毒症治療のためのツールとして捉えたものではありません.患者個人の社会・生活背景を視野に入れ,これまでの患者の生き方を尊重し,それに寄り添った医療の提供です.そのためには適切な生活の場を確保することが重要であり,入院治療を前提とはしません.在宅療養の継続を積極的に働きかけ,患者のQOL向上と家族介護負担の軽減のために,社会資源を十分に活用する必要があります.社会的入院に甘んじていては,終末期の医療としてのPDラストの有用性は半減してしまうでしょう.

　PDラストの適応となる患者は,通常身体的,精神的に機能が低下した要介護状態です.こうした患者に対する透析は,単に透析効率の高い透析を行えばQOLが保障されるわけではありません.個々の生活環境や生活機能に応じて,最適で妥当な透析法と透析量を確保することが重要であり,同時に在宅療養を継続するための身体介護や生活に関する支援を提供しなければなりません.そのためには医師を中心とした尿毒症に対する評価に加えて,患者の生活環境と家族背景を理解し,生活機能に応じた介護量,家族の経済力・介護負担能力に関する評価が必要です.後者の評価は主にケアプランを作成するケアマネジャーの役割です.しかし,PD患者に対して,より適切なケアプランの作成と実効性のあるサービスを提供するためには,PDに精通したPD専任看護師(PDコーディネーター)の協力が重要であり,スタッフ全員がチームとして機能することが重要です(表).

医師編

表　PD ラストの対象患者と概念

主な対象患者は，日常生活能力が著しく低下した高度の心腎症候群や尿毒症の高齢者です．消去法によりやむなく選択された透析法ではなく，看とりに至るまでの期間を一貫して QOL を一義とする PD 療法です．

留意すべきポイント
- 全人的医療である
- 患者の QOL を本位とする
- 家族の介護負担を配慮する
- チーム医療により対応する
- 地域医療として取り組む
- 在宅医療を基本とする

※インフォームドコンセント（または SDM：shared decision making）が重要

——難治・再発性心不全を呈する心腎症候群に対する PD の有用性

　動脈硬化性疾患を惹起する糖尿病，高血圧の罹病期間が長期に及んだ結果として，慢性心不全を呈する高齢者が増加しています．こうした患者の多くは程度の差はあれ腎障害も併存しており，心腎症候群として認識されるようになりました．慢性心不全では，重症度に応じた薬物療法が推奨されています．しかし，重症化した心腎症候群では薬物療法に抵抗性となり，酸素吸入が離脱できず，あるいは ADL の低下のため長期入院が強いられることがあります．こうした難治・再発性の慢性心不全患者に対して，究極的な体液管理の治療法として PD を導入し，好成績を経験することがあります．薬物療法で症状改善が不十分な症例に対する最終療法としての試みであり，PD ラストの範疇と考えてよいでしょう．

　心不全を主徴とする心腎症候群に対する PD 療法は，循環器

専門医との連携が重要です．高度の慢性心不全患者では，PD導入後も連携して心疾患を管理する必要があるためです．こうした患者は通常 ADL も低下しているため，QOL を向上させるためにはさまざまな生活支援を講じる必要もあります．

　PD ラストの理念は，延命を第一主義とするのではなく患者の生き方を尊重し，家族の思いに寄り添った医療の提供です．しかし，PD には介護負担の問題や施設利用上で不利な側面もあるため，医療者側からの一方的な押しつけであってはなりません．症例に応じて最適な治療と介護の内容を検討し，同一の価値観によって患者・家族を含めたスタッフ間での情報の共有が必要です．そのためにはインフォームドコンセント（またはSDM）を尽くすことが最も重要です．

　高齢化社会を迎え，透析医療における終末期は相対的にその重要性を増しています．PD ラストを透析終焉の治療法として消極的に考えるのではなく，包括的・緩和医療として積極的にその充実を図っていく必要があるでしょう．

（中野広文）

医師編

Q 腎移植前後の腎代替療法として腹膜透析を選択する際のポイントと管理の注意点を教えてください

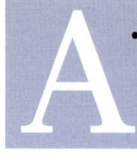

A
- 移植前の透析方法〔施設血液透析(hemodialysis：HD)・腹膜透析(peritoneal dialysis：PD)〕は長期的な移植腎予後に影響を与えないと考えられています
- 移植腎機能廃絶後の透析方法も生命予後に影響しないと考えられています
- 腎移植前後の腎代替療法の選択は，患者の社会的背景や状態に適した方法が望ましいと考えられます

Q 腎移植前の透析方法(HD・PD)は長期的な移植腎予後に影響を与えますか？

A
- 移植前の透析方法(HD・PD)にかかわらず，長期的な生命予後，移植腎生着率には違いがないと考えられています
- 透析期間は腎移植の長期予後に影響を与えるため，移植前透析期間の短期化が望ましいと考えられます

　移植前に先行した透析方法が移植腎予後に与える影響について，移植前PD群は移植3カ月以内であればHD群よりも移植腎生着は不良ですが，いずれの透析方法でも長期的には生存，移植腎生着率に違いがないと報告[1]されています(図1)．また，他の報告[2]でも同様に，移植前の透析方法で移植腎生着率は変

a

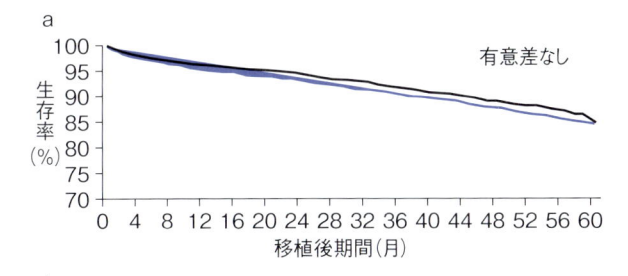

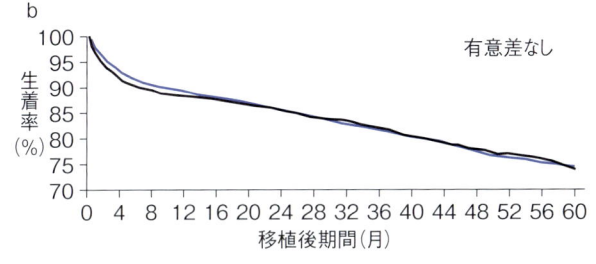

図1 腎移植後の生存率と移植腎生着率（文献1）より引用）

わりませんが，透析導入後の腎移植（non-preemptive kidney transplantation：non-PEKT）は透析を導入しない先行的腎移植（preemptive kidney transplantation：PEKT）に比較して移植腎生着率は不良であると報告されています．したがって移植前の透析方法は長期的な移植腎予後に影響を与えないため，将来の移植に左右されずに患者の社会的背景や状態に適した透析方法の選択が望ましいと考えられます．さらに，移植前PDを実施していた群では，移植後の急性拒絶が多いという報告[3]や，移植後2年での体重増加率が低いという報告[4]などがありますが，相反する報告もあり，はっきりしていません．

一方で，透析期間は移植腎予後に影響を与える可能性が指摘されています．わが国の2000〜2007年での検討[5]で，透析期間の長期化による生体腎移植の移植腎生着率の低下を認めています．献腎移植でも同様に，透析期間が長期間になると生着率が不良となることが報告されています．したがって，透析期間が腎

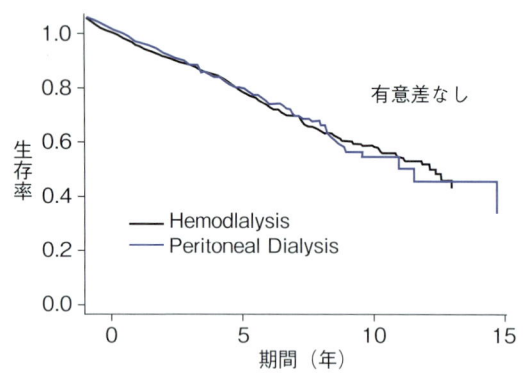

図2 移植腎機能廃絶後の生命予後（文献6）より引用）

移植の長期予後に影響を与えており，長期透析による動脈硬化などの身体への影響が移植により完全には改善できないことが示唆され，移植前透析期間の短期化が望ましいと考えられます．

Q 移植腎機能廃絶後の透析方法（HD・PD）は，その後の生命予後に影響を与えますか？

A ・移植腎機能廃絶後の透析方法は生命予後に影響しないと考えられています

移植腎機能廃絶後の透析導入例2,110例を解析した報告[6]では，HDでもPDでも長期予後に影響がなく，廃絶後の透析療法は移植前に施行していた透析療法を選択する傾向があるとしています（図2）．したがって，移植腎機能廃絶後の透析方法は生命予後に影響せず，前述の通り，患者の社会的背景や状態に適した透析方法の選択が望ましいと考えられます．

Q 移植前の腎代替療法としてPDを実施している患者の管理について注意すべき点はありますか？

A
- PD 患者では，残存腎機能が低下していると，透析不足や溢水状態となっている場合があるため注意が必要です
- PD カテーテル出口部・トンネル感染の有無を確認する必要があります
- 移植時の PD カテーテル抜去については，患者ごとに被囊性腹膜硬化症のリスクを評価する必要があります

——PD カテーテル挿入部位について

 移植腎は腸骨動静脈の解剖学的な理由から通常右下腹部に移植されます．したがって，PD カテーテルを右（傍）腹直筋アプローチで挿入している場合には手術の邪魔になるのではないかと指摘されることがあります．しかし，腎移植実施施設によって方針が異なるため，可能であれば腎移植実施施設へ事前に確認しておくことが必要と思われます．PD 導入時に今後，腎移植を実施する可能性が高い場合には，左側からのアプローチによる挿入を検討する必要があります．当施設の場合は，移植の実施予定にかかわらず患者に使用する PD カテーテル種類や利き手によって，挿入位置を選択しています．

——PD 患者の術前管理について

 PD 患者では治療経過が長いと残存腎機能が低下し，透析不足や除水不足により溢水状態となっている場合があります．したがってそういった場合には，血液透析を実施したコンディショニングが必要となることがあります．また，PD カテーテルに出口部・トンネル感染があると，腎移植後に感染が増悪する可能性があります．術前に感染コントロールが不良な場合は，PD カテーテルを抜去して血液透析への移行が必要な場合があります．

──カテーテル抜去について

　術前に被囊性腹膜硬化症の徴候がある場合には，移植後も十分に経過観察する必要があります．PD カテーテルは腎移植時に同時に抜去するケースが多いですが，被囊性腹膜硬化症が疑われる場合は，移植後もカテーテルを抜去せず腹腔洗浄をしばらく継続し，経過観察することが勧められます．

──移植時の体液過剰について

　一般的に腎移植患者では，移植後 1 カ月までは体重が減少することが知られています．さらに PD と HD 患者を比較した場合では，PD 患者で体重減少量が大きく，腎移植時に体液過剰状態であると考えられています．さらに PD 患者では腎移植前の免疫抑制薬（タクロリムス）の腸管での吸収不良を生じる可能性が報告[7]され，注意が必要です．この吸収不良は移植後には改善するため，移植前の体液過剰により生じたと考えられています．

文　献

1) Snyder JJ, et al：A comparison of transplant outcomes in peritoneal and hemodialysis patients. Kidney Int 62：1423-1430, 2002
2) Yoo SW, et al：Preemptive living-donor renal transplantation：outcome and clinical advantages. Transplant Proc 41：117-120, 2009
3) 佐藤　滋：PD と腎移植．腎と透析 61：558-562，2006
4) 小板橋賢一郎，他：Dialysis modality が腎移植に与える影響．腎と透析 71：287-288，2011
5) 石橋道男，他：生体腎および献腎移植の成績におよぼす透析期間の検討．移植 47：205-218，2012
6) Perl J, et al：Impact of dialysis modality on survival after kidney transplant failure. Clin J Am Soc Nephrol 6：582-590, 2011
7) Sofue T, et al：Excess fluid distribution affects tacrolimus absorption in peritoneal dialysis patients. Clin Exp Nephrol 17(5)：743-749, 2013

〔小板橋賢一郎，柴垣有吾〕

医師編

Q. これまでPDを行ったことのない施設でPDを始めたいのですが,具体的にはどのようにすればよいのでしょうか

A.
- 円滑な立ち上げのポイントは,①PD手順の明示,②周到な準備,の2点です
- PDの外来管理にかかわる医師が,カテーテル挿入術にも立ちあうことが理想的です

複数の医療機関においてPD立ち上げにかかわった経験から,筆者は,初めての病院におけるPDの立ち上げを円滑に行うポイントは,①PD手順の明示,②周到な準備,の2点であると考えています.具体的には,導入・外来管理・緊急時などにおける具体的な対応手順をマニュアル化したうえで,それに基づく勉強会を繰り返すことにより,PDに関する知識の共有が可能となります.

以下,筆者自身の経験に基づいたPD立ち上げの実際を説明いたします.

---— 手順の標準化

初めてPDを始める施設では,経験者の医師が「これくらいは常識だろう」と思っている知識が,必ずしも常識ではありません.そこで,PDの経験がないスタッフに対していかに適切な指示を行うかが,大切になってきます.

たった一人の医師がそのつどPDに関する指示を行うことは,その医師への負担が著しく増加することにより,見落としや燃えつきなどの問題につながります.一方,PD経験者の医

師が複数名いたとしても,医師ごとに指示が異なる状況では,現場の混乱につながります.

　PDに関する経験が蓄積されていない施設でPD療法を開始する場合,手順の標準化およびその明示—すなわち「マニュアルの利用」が,きわめて有用です.

　マニュアルの条件として大切と思う点を列記します.
①具体的・実際的・網羅的であること
②根拠に基づくこと
③自分の経験に則したものであること

　マニュアルに示される指示は抽象的・玉虫色ではなく,現実に行うことが可能で,あらかじめ想定される多くの状況に対応可能なものでなければなりません.またその内容は,ISPDや日本透析医学会から発表されたガイドラインなどの根拠を考慮したものであることが望ましいと思います.最終的には自分自身の経験と理念を盛り込んだマニュアルを作成するのが理想ですが,既存のマニュアルを吟味したうえで利用してもよいでしょう.なお使用するマニュアルは,実際のPD導入に先立って関係する医師・看護師に回覧し,わかりにくい点などを確認するのがよいと思います.

——勉強会の開催

　実際のPD導入に先立つ勉強会の開催は,PDの施設への円滑な導入に有用です.勉強会は,多人数で知識を共有するのに有用なだけでなく,立ち上げを主導する医師の理念そして熱意をアピールする機会としても有用です.もしスタッフの多くと理念・熱意を共有することができれば,施設全体のモチベーション向上につながります.勉強会の内容としては,PD診療の具体的な説明を中心とするのがよいでしょう.

──PD カテーテル留置

　HD を導入するためにはバスキュラーアクセスの造設が必要なのと同様に，PD を導入するためには PD カテーテル（テンコフカテーテル）の留置が必要です．このカテーテル留置は，その後の PD 合併症を回避する観点から，実は PD 療法の要と呼んでもよいと思います．

　PD カテーテルは，以下の 2 点において，術後腹部ドレーンと大きく異なっています．①腹腔内に液を入れる：腹圧が持続的に高くなる．②年余にわたり留置する．①より出口からの液漏れを，②より感染リスク・位置異常リスクを，それぞれ考慮しなければなりません．したがって PD カテーテルの留置に際しては，上記リスク①②を可能な限り回避する，このことを念頭に置く必要があります．

　筆者は，PD カテーテルの留置は，PD カテーテル留置術を十分に経験した術者が直接，あるいは前立ちとして立ち合ったうえで行うべきと考えます．なぜならば，不適切なカテーテル留置術はその後の合併症多発につながり，PD 展開のモチベーションを大いに阻害するからです．もし，新規導入施設に留置術の経験者がいない場合には，カテーテル留置のみを他施設で行うのも一法です．しかしながら，今後も積極的に PD 導入を進める予定であれば，当初は経験者を招聘して手術を行い，数例見学の後に自施設スタッフで手術を行うのが最もよいと思います．

（寺脇博之）

看護師・PDコーディネーター編

Q 保存期の療法選択外来の取り組みについて教えてください

A
- 患者・家族の心情に心を寄せる
- 患者の病態や精神面の変化に応じて段階的に支援する
- 治療法と患者の生活を重ね合わせて説明をする

——腎代替療法選択への看護師のかかわり

　近年，慢性腎臓病（CKD）治療や，腎不全保存期患者に対する患者教育の重要性が注目されています．腎不全保存期には腎不全の進行抑制と合併症予防を主とした治療や生活指導を行い，腎代替療法の選択（以下，療法選択）が必要となる患者には，保存期を維持しながらもその限界がわかり，心身ともに療法選択への準備を整えていけるように支援をします．療法選択支援の目的は，患者が3つの腎代替療法(血液透析，腹膜透析，腎移植）について十分な情報提供を受け，よく考え，治療法を自己決定することです．しかし，療法選択の必要性を宣告された患者の不安，困惑，ショックは大きく，医療者からの説明を受け止め熟考するには，精神的に余裕のない患者が多く見受けられます．また，不十分な知識や誤った情報を背景に，透析治療を頑なに拒否する患者もいて，患者にとって治療法の自己決定は，われわれ医療者が思うよりはるかに難しいことだといえます．そのため，療法選択支援には，患者理解の技術や，患者の心情に心を寄せた細やかなかかわりが求められ，看護師も積極的に療法選択に介入することが期待されています．最近は

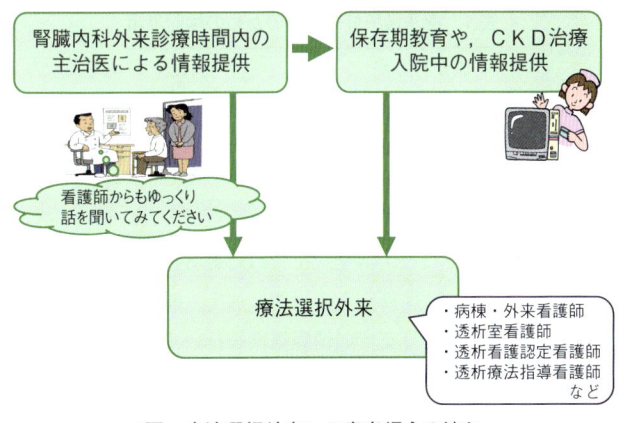

図 療法選択外来への患者紹介の流れ

CKD患者にかかわる看護師だけでなく，透析看護師がその活動範囲を広げ，療法選択支援のための外来を設けるなど（療法選択外来），主体的に療法選択にかかわる施設が増えてきています（図）．

――療法選択外来の取り組み

療法選択外来の取り組み開始にあたっては，以下のような点を検討する必要があります（表1）．ここでは，それぞれについて要点を述べますが，一方で，体制作りにあまりこだわらず，「支援の必要性が感じられた患者から」，また「できる時間帯から」「まずは始めてみる」のもよいと考えます．

1. 誰が行うか

療法選択に関しては，医師が主に外来診療のなかで患者やその家族に対し説明をします．しかし，限られた時間のなかで患者の不安や疑問に十分向き合うことは困難です．看護師は，患

表1　療法選択外来開始のための検討事項

①誰が行うか
②対象患者はどのように選ぶか
③いつ頃から行うか
④何を説明するか

者の身体面だけでなく生活全般を含めた患者把握を得意とする職種です．そこで，医師からの説明に加え，時間をかけて患者の生活面を把握したうえでの情報提供を行います．療法選択にかかわる看護師は，CKD患者にかかわる病棟や外来の看護師，透析室の看護師，また，腹膜透析に多くかかわる看護師など施設によりさまざまです．日本看護協会の認定資格である「透析看護認定看護師」や，腎不全看護学会他5学会合同認定資格の「透析療法指導看護師」などの有資格者が担当することも多く，また施設独自に研修や資格基準を設け，到達した看護師が担当していることもあります．腎代替療法に関する正確な知識をもつことが重要ですが，同様に大切なことは，療法選択の場に直面した患者や家族の心情に心を寄せ，患者の生活全般の把握ができる技術だと考えます．

2. 対象患者はどのように選ぶか

施設独自でeGFRなど，腎機能データに基準値を定めて対象患者を決める方法もあります．また，腎機能データを目安に，病態の進行速度や自覚症状などに応じて，医師が療法選択の時期を判断します．医師の考える対象患者と，「保存期教育を受けていない患者」や「不安の強い患者」など看護の視点での対象患者について医師とは十分に話し合い，共通理解をしておくことが大切です．

表2 療法選択での情報提供の内容

- 各治療法の原理・方法，手術
- 合併症
- 通院負担
- 自己管理の内容や透析導入後の生活のイメージ
- 選択から導入までの流れ，入院期間
- 患者が抱く不安や疑問への回答
- 医療費，社会保障

3. いつ頃行うか

　療法選択には，腎機能の限界と透析治療など腎代替療法の必要性の受け止めや，これまでの生活から透析とともに生きる生活への修正など，精神的にも社会的にも多くの時間を要します．日本腎臓学会が発表したCKD診療ガイド2012には，「ステージG4で進行性に腎機能が低下する場合には，腎代替治療に関する詳細な情報提供が必要である」と記されています．患者や家族が気持ちにゆとりをもって十分に考える時間を確保するためには，CKDステージG4から患者の病態や精神的状況の変化に応じた段階的な情報提供が望ましいと考えます．

4. 何を説明するか（表2）

　療法選択支援では3つの腎代替療法それぞれの原理・特徴，必要となる手術，主な合併症，通院回数や生活リズムについて，長所だけでなく短所も説明をします．どの治療法についても偏りなく説明をすることが原則ですが，「移植は考えていない」「腹膜透析に関心がある」など，患者の希望がはっきりしている場合には，その治療法を中心に説明をします．その際にも，3つの治療法があること，希望が変わったときにも情報提供が行えることを補足します．つい，あれもこれもと知識の提供にな

表3　腹膜透析に関する患者の不安

- 手順は覚えられるだろうか
- 家の部屋を病室のように清潔な部屋に改築するの？
- 家での治療は不安です
- APDの最中のトイレは？
- お風呂はどのように入るの？

りがちですが，大切なことは患者や家族が不安に思っている点から説明すること，その治療法を選択した場合，患者の生活はどのように変化をするかが具体的にイメージできるように説明をすることです．また，医療費については関心が高いものの「聞きにくい」と思っている患者や，莫大な治療費がかかると誤解している患者も少なくないため，積極的に情報提供をする必要があります．

1) 腹膜透析の認知度は血液透析に比べて低い

　腹膜透析は全く知らないという患者も多く，いまだ血液透析と比べて認知度が低い状況です．そのため，より具体的に平易な言葉を使った説明が必要です．特に「腹膜を使って老廃物の除去が行われる」という治療の原理や，「残存腎機能を維持しやすい」「身体に優しい」といった腹膜透析のメリットの説明には高い技術が求められます．

2) 在宅治療への不安

　多くの患者が腹膜透析の通院負担の少なさや，身体的メリットには関心をもちながらも，医療者不在の在宅での治療に大きな不安をもっています（表3）．透析手技や出口部ケアについては十分指導をすること，トラブル時の対処法や病院との連絡手段を説明し患者の不安を緩和します．

——看護のポイント

1. 患者の思いを引き出す

　腎機能の限界と，代替療法が必要となった患者の心の衝撃や悲嘆，不安の理解が重要です．医療者側の一方的な情報提供は行わず，患者の思いに耳を傾けます．長く保存期治療に取り組んできた患者，初診時にいきなり末期腎不全を宣告された患者など，療法選択までの経過はさまざまです．それらの経過や療法選択に向き合う思いを，患者が自分の言葉で語りながら気持ちを整理し，自分のための治療法としていずれかを選択，つまり「自己決定」することを支援します．

2. 患者が自分の生活をイメージできるように説明する

　患者が透析治療を選択した場合，それまでの生活スタイルの修正が必要となります．患者の不安の多くもそこにあります．また，透析に対して強いマイナスイメージを抱き，「もう人生おしまいだ」という患者もいます．患者の生活スタイルを把握し，その治療法を選択した場合自分の生活がどのように変化するのか，また，これまでの生活にどのような修正を必要とするのかをわかりやすく説明します．患者がその人らしく生活を送ることは，透析看護や腎不全看護の大きな目標です．患者の「これだけは譲れない」点を聞いておくのもよいでしょう．患者には，「～ができなくなる」ではなく「～ならできる」と肯定的に伝えるように心がけます．

3. 家族支援

　療法選択時には患者の家族も不安を抱えています．また，透析治療を行いながらの生活に家族の支えは欠かせません．そのため療法選択の説明には家族も同伴してもらい，わかりやすく

説明します．家族構成や役割分担，家族のもつ患者を支える力を把握し，不足している部分を補い，不安の緩和に努めるなど家族もまた看護の対象として支援します．

──おわりに

　CKD 患者の選択外来の取り組みと看護のポイントについて述べました．われわれ看護師は，療法選択という患者の一大事に真摯に向き合い，信頼関係を構築しながら患者のもつ力を信じて見守り，足りない部分を支えていきます．患者が最善の療法選択ができるように，医師をはじめとした他職種とも連携を図りながら，療法選択の場面に今後さらに積極的に介入していく必要があります．

（石川弘子）

看護師・PD コーディネーター編

Q PD 教育プログラム作成のポイントについて教えてください

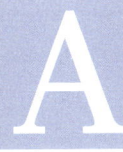

A
- 患者が PD を活用するためには，医療者の継続的な教育・支援が重要です
- PD 教育プログラムは，計画的な教育と教育進行状況の共有のために有効です
- PD 教育プログラムを使用するときは，患者と目標を共有し患者自身のペースと自主性を尊重し活用します

―― PD における教育の重要性

1. なぜ PD 教育が重要か？

　PD 療法の特徴は，残存腎機能の保持に有効であることや，治療の管理を患者自身で担う部分が大きいことなどです．多くの治療管理を患者自身が担うことは，患者が生活をコントロールでき自由度が上がるメリットがあります．しかし，患者によっては，負担感の増加や管理不足につながるデメリットにもなります．PD を有効に活用するためには，まず治療を選択するときに，慢性腎臓病の病状や治療の具体的なメリット・デメリットを患者・家族がイメージできることが必要です．治療選択時に医療者が情報を確実に伝え，患者や家族が PD についてよく知り治療を選ぶことで，「PD のメリットを生かしデメリットを最小限にし，自分で生活を管理していく」という PD 生活への心構えができます．

　そして，PD 療法を選択した患者が合併症を予防し PD 治療を

継続できるためには，医療者がPDに関する知識や技術をわかりやすく伝え，患者自身の能力を伸ばすことが必要です．さらに，患者に寄り添い不安やストレスの表出を助けることも重要です．継続的な教育・支援により，患者が治療を維持・管理する能力を上げることができます．例えば，患者が腹膜炎の徴候を知ることで，早期に発見ができ早期治療につなぐことができたり，夜間のトラブルへの対応を知ることで，落ち着いて対応でき不必要な夜間受診を避けることができます．また，PD継続にストレスがたまったとき，医療者がしっかり話しを聞くことで患者の気持ちが安定することもあります．このように患者自身がPDを活用し，充実した生活を送るためには医療者の継続的な教育や支援が重要です．

2. PD教育プログラムの必要性と活用

教育プログラムとは，教育の進行について計画や予定を表したものです．PDでは，患者教育の項目や内容が多く，医師・看護師・栄養士などさまざまなスタッフがかかわります．そこで，医療者が患者教育を計画的に行い，その進行状況を患者/家族-医療者，医療者間で共有することが必要です．PD教育プログラムを作成し活用することは，計画的な教育と教育進行状況の共有に必須であり，教育プログラムを確立しない場合，治療や教育の質と効率の低下につながってしまいます．現在，学会・医療施設・業者などからさまざまな教育パンフレットが作られています．われわれは，まず既存のPD教育プログラムの資料を活用しながらPD治療をスタートしました．そして，既存のものでは活用が難しい場合のみ部分的に変更し，より実践的なものにしてきました．このように自施設の状況にあったプログラムを作成していくことが，病院全体でPDに取り組む基盤作りとなります．そして，われわれ看護師がPD教育プログ

```
                    透析看護認定看護師
              治療選択支援・専門的な指導・全体調整

  内科外来      腎疾患病棟              内科外来
 腹膜透析外来   腎臓内分泌代謝内科・      腹膜透析外来     血
 CKD生活指導   神経内科                生活指導        液    看
              CAPD・APD導入指導など   チューブ交換      浄    護
                                     Kt/V・PET      化    師
              腎疾患病棟                             ・    ・
              腎臓内分泌代謝内科・                      透    P
              神経内科・眼科                          析    D
                                                   セ    コ
              腎臓内科以外の外来・                     ン    ー
              病棟                                  タ    デ
              腎移植/シャント作製・                     ー    ィ
              下肢バイパス術・                              ネ
              心不全/網膜症手術                             ー
              など合併症の治療                              タ
                                                         ー
                                                         編
```

図　当院の PD 看護体制

ラムを使用するときは，プログラム通りに教育を進めることにこだわらず，患者とともに目標を共有し，患者自身の自主性を尊重し活用するよう注意しています．

——PD 教育プログラムの作成の実際

教育プログラムと関連ツール

現在，われわれの施設では PD 患者数は約 50 名です．PD 外来は内科外来で行っています．そして CAPD や APD の開始時や，腹膜炎など合併症発症時は入院で治療します．外来では腎臓内科外来受診患者対象に予約制で看護相談を行っています．また入院時は，チームナーシングで PD 患者を支援しています．

表1 当院で活用している主な既存の資料

活用している既存のパンフレット	監修/作成
CKD（慢性腎臓病）ってどんな病気？	日本腎臓学会
腎不全〜治療選択とその実際〜	日本腎臓学会 日本透析医学会 日本移植学会 日本臨床腎移植学会
「PDを始めるあなたへ」	昭和大学医学部内科学講座 腎臓内科学部門教授　秋澤忠男
UVフラッシュツインバッグシステムご使用の手引き（パンフレット）	バクスター社
CAPDバッグ交換（DVD）	バクスター社
ホームAPDシステムゆめ　ご使用の手引き（パンフレット）	バクスター社
CAPDバッグ交換（DVD）	バクスター社

療養期間が長いCKD患者が内科外来，病棟，血液浄化・透析センターなど，どの部署でも包括的な看護を受けることができるよう，連携をとっています（図）．

活用できるPDの教育プログラムを作成するには，現場の状況把握や問題点の整理が必要です．今まで，「どのスタッフでも確実に患者指導ができる」ことが目標の段階でした．そのため学会・業者などの既存のパンフレット（表1）を活用したうえで，外来での看護面談スケジュール，くり〜んフラッシュバッグ交換手技チェックリストなど種々のPD関連ツールを作成しました（表2）．そして，教育プログラムとして「CAPD開始時看護指導事項」（表3）を作成しました．CKD患者は保存期教育を経て外来で治療選択をします．さらにPD透析を選択した

表2　当院で作成したPD教育関連ツール・教育プログラム

PD教育関連ツール	
看護相談 計画書	腎不全保存期看護相談 腎不全代替療法選択看護相談 CAPD開始後看護相談 APD開始後看護相談
そのほか PD教育 関連ツール	くり〜んフラッシュバッグ交換手技チェックリスト 腹膜透析体調出口部アセスメントシート 腹膜透析自己観察シート（CAPD） 腹膜透析自己観察シート（APD） PET検査手順書（医療者用・患者用） 透析量検査手順書（医療者用・患者用） 在宅自己腹膜還流資材セット PD開始時準備物品説明書
教育プログラム	
CAPD開始時看護指導事項	

時点から，外来でPD指導を開始します．そのため，それらの情報を共有できるように「CAPD開始時看護指導事項」は外来・病棟共通で使用できるものにしています．

現在，今まで作ったPD関連ツールやCAPD開始時看護指導事項，さらに病棟での業務をまとめ直し，医師と看護師の業務を病院内で共通したマニュアルにまとめています．今後の課題は，患者の手技・知識習得度の確認や看護師の教育状況の確認を通し，より患者の力になれるよう，現在の自施設の教育状況を評価し改善していくことです．そして今後，各施設での現状を共有し，PD教育プログラムの基本を示していくことが，PD教育の標準化，PD治療の普及につながると思います．

表3 CAPD開始時看護指導事項（スピード法）

説明日目安	説明・確認項目	施行日/サイン
外来	「腹膜透析と生活」について説明	
外来	バッグ交換のDVDの視聴を勧める	
外来	バッグ交換のデモンストレーション	
外来	物品の置き場所についてオリエンテーション	
外来	バッグ交換時間検討（○〜○時，○〜○時，○〜○時）	
外来	バッグ交換実施者確認（実際継続して施行できる人を確認）	
外来	出口部/入浴管理施行者（実際継続して施行できる人を確認）	
外来	訪問看護師導入の必要性の有無確認（有・無）	
外来	介護保険手続き説明	
外来	PD資料を渡す①治療選択②PDを始めるあなたに③CAPDバッグ交換パンフレット④CAPDバッグ交換DVD	
外来	PD開始時準備物品説明（写真付き説明書を渡す） ・腹帯・T字帯・入浴パック・腹巻・はかり・手指消毒薬 ・特定疾病療養受領証・身体障害者申請用紙	
外来	外来での説明と受け止め確認	
外来	皮膚かぶれ状況確認（しやすい・しにくい）	
外来	排便状況確認（便秘しやすい・しにくい）	
入院日	腎不全，CAPD原理説明 （CAPD導入ファイル・クランプ2個を渡す）	

表3 CAPD 開始時看護指導事項（スピード法）（つづき）

説明日目安	説明・確認項目	施行日/サイン
入院日	手術前オリエンテーション	
手術日	手術当日の安静・疼痛対応・飲水・食事について説明	
手術日	クリーンフラッシュ・ディスコネクトキット ゲンタシン軟膏手術室に持参	
手術後1日	手術後の安静・疼痛対応・飲水・食事について説明	
手術後2日	「PDを始めるあなたへ」を読むように説明	
手術後3日	「PDを始めるあなたへ」を読むように説明	
手術後4日	バッグ交換DVDをみるよう説明	
手術後5日	バッグ交換について説明・デモンストレーション施行	
手術後6日	PD指示確認．透析液・資材・使用物品の準備確認	
PD開始	くり〜んフラッシュバッグ交換説明/実施	
PD開始	手洗い方法・マスクの必要性説明	
PD開始	記録方法説明	
PD開始2日	くり〜んフラッシュバッグ交換説明/実施	
PD開始2日	記録ができているか確認	
PD開始2日	入浴パック準備しているか確認	
PD開始3日	くり〜んフラッシュバッグ交換説明/実施	
PD開始3日	Yセットの接続時の注意（白い部分を接続しない）	
PD開始3日	記録ができているか確認	
PD開始4日	くり〜んフラッシュバッグ交換説明/実施	
PD開始4日	手洗い方法・マスクの必要性	
PD開始4日	記録ができているか確認	

表3 CAPD開始時看護指導事項（スピード法）（つづき）

説明日目安	説明・確認項目	施行日/サイン
PD開始5日	くり〜んフラッシュバッグ交換説明/実施	
PD開始6日	くり〜んフラッシュバッグ交換説明/実施	
PD開始6日	出口部・カテーテルケア説明	
PD開始6日	手技説明　カテーテル損傷予防の必要性を説明	
PD開始6日	入浴パックを使用したシャワー方法説明・実施	
PD開始7日	くり〜んフラッシュバッグ交換説明/実施	
PD開始7日	栄養について説明	
PD開始7日	栄養相談受講確認	
PD開始7日	緊急時対応①出口部・トンネル感染，腹膜炎について説明 ・接続チューブ汚染時対応・クランプ方法 ・透析液がにごっているとき透析液を持参する旨説明	
PD開始7日	緊急時対応②緊急時の連絡先，緊急時受診方法説明	
PD開始7日	透析液・資材の管理について説明 衛生資材を渡す	
PD開始7日	加温器の手配・宅配依頼書提出説明	
PD開始7日	宅配依頼書提出確認．加温器受領手続き説明 ・透析液・交換キット・加温器・クリーンフラッシュの配達日確認 ・手続きは終了しているか確認	
PD開始8日	くり〜んフラッシュバッグ交換説明/実施	
PD開始8日	クリーンフラッシュの掃除方法説明	

表3 CAPD開始時看護指導事項（スピード法）（つづき）

説明日目安	説明・確認項目	施行日/サイン
PD開始8日	退院準備①下記物品確認・次回外来日，外来受診方法確認 退院準備②退院後の生活，退院後の透析メニュー確認 退院準備③退院・療養調整看護アセスメントシート作成 内科外来看護相談枠予約入力	
PD開始8日	次回チューブ交換の予定について説明 （1回/4カ月チューブ交換が必要な旨説明）	
PD開始8日	災害時の対応説明 ・透析液ストックを7～10日分置くことを説明 ・クリーンフラッシュ手動レバー操作ができることを確認	
PD開始9日	退院	

（山口伸子）

看護師・PDコーディネーター編

Q 腹膜透析コーディネーターの役割を具体的に教えてください

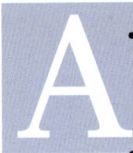

A
- PD患者の外来診療支援,入院PD患者の回診,患者や医療スタッフへの教育などを行っています
- 家庭訪問により,在宅でのPD実施状況を把握,患者の日常生活にも配慮した現場での指導を行っています
- PD患者情報を関係スタッフと共有し,PDのチーム医療において重要な役割を担っています

――PDCの主な活動内容

1. 外来患者への対応

1) 外来受診時

①医師の診察までの待ち時間に,患者と一緒にPDノートをみながら実施状況を振り返ります.
 ・前回の外来から特に問題はないか?
 ・日常生活での疑問や不安などを傾聴
 ・出口部の観察および処置を行い,診察時に医師報告

②患者や家族とともに医師の説明を聞き,その内容を理解できているか,受診後に再度確認します.
 ・聞き逃していることはないか? 理解できていないことはないか?
 ・処方の変更などに際しては,自宅でも確認できるようメモ

を作成して渡しています.

2）直通電話やメールでの相談受付

在宅へ移ってから直面した問題点や疑問を,その場で気軽に相談できることが大きな安心につながっているようです.明らかな体調不良を自覚しない限り,来院を迷われる方は多く,「最近体重が増えてきた」「出口部周囲に痛みがある」「排液に時間がかかるようになってきた」など,受診が必要なのか経過観察でよいのか,患者自身では判断できないときにPDCに連絡があります.また,急な旅行や出張の際のコーディネートも行います.さらに医師からの依頼で,PDメニュー変更後の状態を確認するために,PDCから患者に連絡したり,必要に応じて家庭訪問を行います.

3）看護ステーションとの連携

PD患者さんが利用している訪問看護ステーションや,入所している有料老人ホームの看護師と連絡をとり,外来受診の結果などを共有しています.

4）外来での療法選択説明

医師からの依頼を受け,血液透析・腹膜透析・腎移植などの腎代替療法について,療法選択説明を実施しています.

2. 入院患者への対応

PD患者が入院している病棟を回診し,患者指導や治療の状況について情報収集を行います.腎臓内科の病棟に加えて,他科に入院中のPD患者の回診も行い,腎臓内科の主治医へ状況報告をしています.

1）PD導入期の指導

基本的にPD導入期の指導は病棟看護師が担当しているので,バッグ交換手技・出口部消毒・シャワー浴の方法・緊急時の対応などの習得状況の確認をしています.不足している所

```
外来   入院 PD導入              外泊～退院  在宅
```

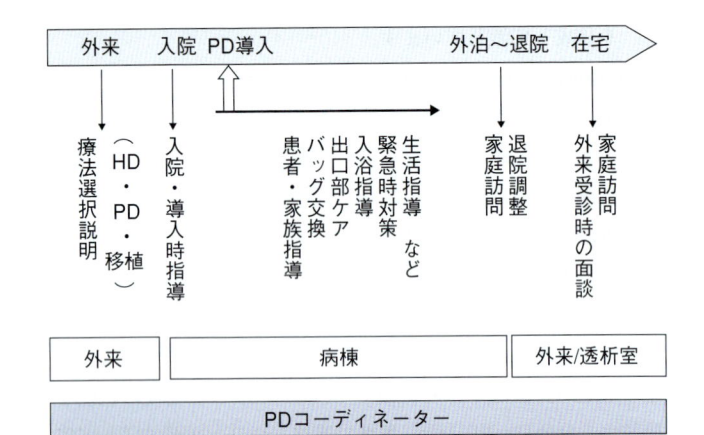

| 療法選択説明（HD・PD・移植） | 入院・導入時指導 | 患者・家族指導 バッグ交換 出口部ケア 入浴指導 緊急時対策 生活指導 など | 家庭訪問 退院調整 | 家庭訪問 外来受診時の面談 |

| 外来 | 病棟 | 外来/透析室 |

PDコーディネーター

PDカンファレンスで随時情報を共有

図　PDコーディネーターの役割〜療法選択から在宅まで〜

は，PDC が介入して再指導を行います．

2）退院後の生活についてのイメージづけ

自宅に加えて，会社や出張先での PD をどう実施していくかを患者と一緒に考え，バッグ交換を行う場所や PD メニューの調整を医師とともに行います．

3）試験外泊や退院の整え

必要物品の準備状況を確認しています．PD 液や必要物品の処方状況を確認し，各メーカーに連絡しています．

4）家庭訪問・会社訪問

試験外泊の時期に合わせて，初回の家庭訪問をセッティングすることが多いです．また，会社でのバッグ交換が必要な場合は，必要時に会社訪問も実施しています．会社側も PD を知らないことがほとんどであるため，患者とともに PD について説明し，PD が実施できる場所と時間を確保できるようサポートします．

3. 家庭訪問

退院後も自宅で問題なく PD を行えているのか？ 以下の項目を中心に確認しています．

・PD 実施環境は適切か？
・カテーテルケア状況は？
・バッグ交換手技は指導された通りに行えているか？
・家族の受け入れ状況は？
・物品配置は十分か？
・緊急時のクリップは，準備できているのか？ など

実際に家庭訪問に行ってみると，予想以上に余裕をもってきちんとしたバッグ交換ができている方が多く，入院中の手技に不安が残った方でも，医師や看護師の監視下で過度に緊張していただけだったと思える例も少なくありません．一方で，劣悪な環境下でPDを実施していたり，入院中に教育・指導した内容とかけ離れたPD管理をしている現場に遭遇することもあります．さまざまな事情から，やむを得ず不適切な環境で実施している方もいますが，医療者の監視がないことで気持ちが緩んだという方もいらっしゃいます．家庭訪問の利点の1つとして，その場で家庭環境に応じた具体的な再指導が可能であることがあげられます．また，主治医へのオンコールが可能であるため，必要時に医師の指示を仰ぐこともできます．感染性合併症に直結し得るPD実施環境や手技を認めた際に，現実的に修正可能な対応策をその場で示すことが重要と考えています．

4. PD 診療に携わるスタッフの教育

各部署での指導内容にズレが生じないように「院内勉強会」を開催し，さらにPD患者たちの普段の姿を知ってもらうべく，院内スタッフへ向けて「家庭訪問報告会」も実施しています．

訪問時に撮影した画像とともに発表することで，病歴総括や看護サマリーだけでは読みとれない，患者の日常生活を具体的にイメージしてもらうことができます．患者が社会復帰して，一生活者として過ごす姿に触れることは，その患者に一層寄り添った医療・看護の提供につながるものと考えています．

また，在宅でのPD実施状況をスタッフ皆で確認することで，入院中に行った医療や患者教育の効果をフィードバックし，自分たちが提供した医療・看護の評価へつなげています．

——まとめ

PDCの役割は，患者やスタッフ教育などの院内活動に加え，外来診療支援，さらに家庭訪問を行うことで在宅でのPD実施状況を把握して，その場で具体的な改善策を患者や介護者に提示し，その情報を関係スタッフと共有するなど多岐にわたっています．特に，家庭訪問はPD患者の日常生活にも配慮した全人的な看護計画の立案や在宅支援体制の構築に有用であり，PDCの担うべき役割は大きいといえます．

（田熊亜希子）

ソーシャルワーカー・PDコーディネーター編

Q 在宅療養推進のための連携について教えてください

A
- 高齢腎不全患者の在宅療養を継続するうえで，PDには優れた利点が多くあります．通院回数が少なく，通院困難な患者に対する利点もその1つです
- PD患者の在宅療養を継続させるためには，必要に応じて医学管理のための訪問診療，バッグ交換を介助するための訪問看護，一般介護に関する訪問介護などの支援が必要です
- PD患者の施設入所やサービス利用を推進するためには，施設職員に対する啓発活動など，特段の活動が必要です．施設によってはPD患者の利用が制限される場合があり，今後の課題です

―― 透析終末期における在宅医療の必要性

　透析医療における高齢化問題のなかで，透析患者の年間死亡数が右肩上がりで増え続けている現象は突出しており，従来の診療体制では解決が困難な問題になりつつあります．医療費の際限のない増長を抑制するための医療政策として，病院・病床数が削減されてきました．すべての透析終末期患者の療養とその看とりを入院で対応することに関して，今後一層の困難が予想されます．また，現行の透析診療体制を大きく変革しなければ，透析終末期患者に対する医療の質の低下が懸念されます．

こうした問題を解決していくためには，包括的な見地から透析患者における在宅療養のあり方に関して積極的に取り組む必要があります．

——通院問題に関するPDの優位性と課題

高齢者に対する透析法としてHDとPDを比較した場合，PDには優れた点が多く高齢者に積極的に推奨すべき透析法です．高齢者ではADLの低下や認知症の進展で日常生活能力が低下するとさまざまな介護問題が発生します．なかでも通院問題は在宅療養を継続するうえで，大きな障壁となります．HD患者の場合，終末期やADL低下によって自立が困難になると，週に3回の通院介助は大きな負担となりさまざまな手段が講じられます．一方，PD患者では，検査，投薬などに関する通院回数が少ないため通院問題は比較的解決が容易です．しかし，日常生活や身体に関する通常の介護に加えて，在宅でのPDバッグ交換やカテーテルケアは家族に大きな負担となります．家族の介護負担を最小限に抑え，患者のQOLを向上させるためにはさまざまな対策が必要です．

——在宅PDを継続するための支援

医療施設への入院ではなく，自宅や老人施設で施行される透析を在宅透析とみなします．生活機能が著しく低下した患者の在宅PDを継続するためには，さまざまな支援と対策が必要です．

①通院対策（医学管理）：診療，検査，投薬などのための外来通院が困難になった場合，自宅患者であれば家族が通院を介助するか，訪問介護の通院など乗降介助（ヘルパー）を利用します．施設入所の患者であれば施設職員が送迎を介助することもあります．病態が安定しないなどの理由で通院が困難で

あれば訪問診療で対応します．

②バッグ交換に関する支援：バッグ交換やカテーテルケアは家族が介助するか，訪問看護師がこれらの医療行為を介助します．当院では，必要に応じて院内のPD専任看護師もこうした支援に加わります．

③一般介護：患者の日常生活を支援し，家族の介護負担を軽減するために，介護保険によるさまざまなサービスを活用します．介護保険サービスには訪問系，通所系，短期滞在，複合型によるサービスがあります．

　a）訪問系サービス：訪問介護による生活援助（調理・選択，清掃，買い物など），身体介護（入浴，排泄，食事など）および通院など乗降介助に関するサービスがあります．

　b）通所系サービス：デイサービスやデイケアへ通い，食事，入浴，リハビリテーションなどのサービスを受けます．

④短期入所（ショートステイ）：特別養護老人施設や老人保健施設に短期間入所して，日常生活上の支援や機能訓練などが受けられます．

こうしたサービスの提供は，情報を共有してチーム医療として提供することが重要です．しかし，さまざまな理由で自宅での療養が難しい場合には施設への入所を試みます．

——PDコーディネーターの役割

要介護PD患者の在宅療養は，多職種連携によるチーム医療によって継続されます．実効性のある支援を行うためにはチーム医療のまとめ役が必要です．一般的には，ケアプランを作成するケアマネジャーがまとめ役として適任と考えられますが，PDの場合にはPDの実務と専門的知識を有し，医療行為を行えるPD担当看護師（PDコーディネーター）がまとめ役として理想的です．

| | 月 | 火 | 水 | 木 | 金 | 土 | 日 |

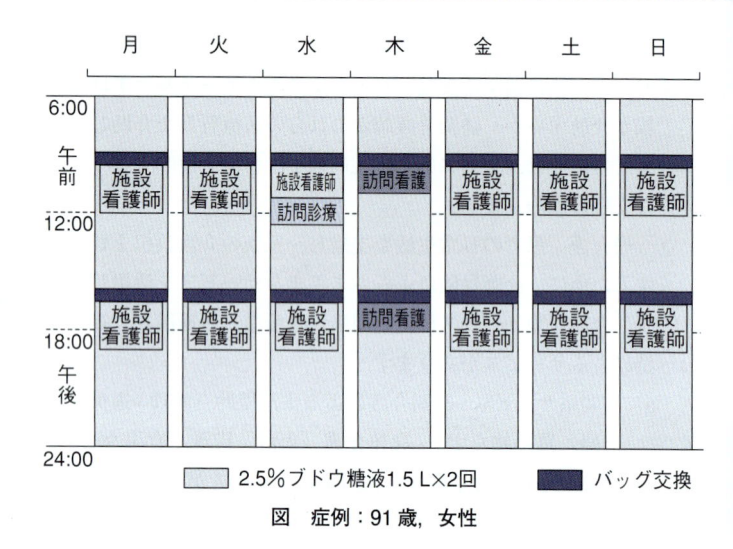

図　症例：91歳，女性　（2.5％ブドウ糖液1.5 L×2回／バッグ交換）

午前：月 施設看護師／火 施設看護師／水 施設看護師・訪問診療／木 訪問看護／金 施設看護師／土 施設看護師／日 施設看護師

午後：月 施設看護師／火 施設看護師／水 施設看護師／木 訪問看護／金 施設看護師／土 施設看護師／日 施設看護師

　PDコーディネーターの主な業務は，①患者情報を収集・整理して，サービス担当者会議を主導する．②合併症の早期発見や治療変更に素早く対応するため，医師や訪問看護師と密接に連携する．③担当スタッフと連携してさまざまな患者教育に加わる．④PD患者が利用する施設を開拓するため，当該施設職員に対するPD教育や啓発活動を行う．PD患者を施設に入所させる場合には，特に重要な業務です．⑤必要があれば自ら在宅でバッグ交換などの医療行為を支援します．

──在宅PD支援の実際

　症例は91歳，要介護度5，大腿骨頸部骨折のため寝たきり状態の女性．親族は遠方に居住しているため老人ホームへ入所しました．バッグ交換などの1週間のスケジュール表を図に示しました．連日で1日2回のバッグ交換を行いました．毎週木曜日以外は老人ホームの施設看護師が行い，木曜日の午前と午後

に2回訪問看護師が施設を訪問し，バッグ交換，出口部ケア，褥瘡処置を行いました．通院が困難なため毎週水曜日に訪問診療を行い，診察，採血，投薬の変更などを行いました．

——在宅PDの課題

　要介護PD患者の自宅療養で最も重要な課題は，バッグ交換に関する介助問題です．医療行為としてのバッグ交換は，家族以外では看護師にしか認められていません．すべてのバッグ交換を訪問看護に頼ると，介護保険の利用限度額を超え，ほかのサービス利用に制限が加わることがあります．当院ではこの問題を解決するため，院内に在宅支援を専任とした看護師を配置していますが，診療報酬を算定することはできません．施設入居の問題としては，介護老人福祉施設での看護体制の問題，介護老人保健施設での診療報酬算定の問題があり，入所が困難な状況です．当院では介護保険3施設（特養，老健，介護療養型医療施設）以外の老人施設へ積極的に入所を働きかけ，この問題に対応しています．

（中野広文）

ソーシャルワーカー・PDコーディネーター編

Q 透析患者が高齢化するわが国では，今後どのような治療体制が必要となりますか？

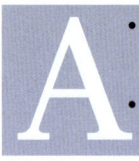

A
- わが国では急速な高齢化に伴い末期腎不全治療を見直す必要がある
- 腹膜透析は，高齢者の在宅医療に柔軟に対応できる可能性がある
- 行政の協力を得た新しいシステム作りが必要

　高齢化に伴い日本人の死亡者数が増加し続けています．これらの死亡者を看とる場所としては医療機関が最多ですが，国立社会保障・人口問題研究所の出生低位・死亡高位による推計に基づくと，その数は2006年からはほぼ横ばいの状態となる一方で，医療機関や介護施設，自宅以外の高齢者住宅などでの死亡者数は急増し，2030年には約47万人がこのような施設で死亡することになります．この理由としては，病床数がすでに頭打ちとなり，病院で看とることができる死亡者数が限界に達していることがあげられます．一方，家族の支援が得られない独居老人の方々は，介護施設，自宅以外の高齢者住宅に入所せざるを得ない状況が推測されます．

　近年急増する高齢者は，老化による腎機能の低下および食生活の変化に伴い，慢性腎臓病を罹患する方が多く存在し，特に末期腎不全状態の高齢患者に対する透析治療が，重大な問題となってきています．今後さらに高齢化が進行することが予想されており，介護者の問題や透析受け入れ施設の負担，医療費の観点からも，このような患者に対する医療のあり方を見直す必

要があります.

現在,上記のような施設へ入所中の末期腎不全患者に対する透析治療としては,近隣の透析施設へ週3回通院し血液透析治療(HD)を実施するモデルが主流です.しかし,このモデルの問題点として,活動性が低く寝たきりのような状態の患者も多く存在するなかで週3回の通院を強いられることがあげられます.このような患者を週3回通院させるためには,患者本人の肉体的・精神的負担はもちろんのこと,送迎時や治療前後の医療従事者の負担も大きいのです.また,この部分の人件費なども,高齢者へ週3回HDを実施するために必要な医療費を大きく増加させる一因となっています.

——高齢者に対する用いた腹膜透析(PD)血液透析(HD)併用療法の実践

われわれは透析導入時には,特に高齢者にはPDを従来のバッグ交換の半分の2バッグ交換で開始し,残存腎機能,すなわち尿量が低下した場合には,週1回のHDを加える方法を提案し実践してきました.

CAPDは残存腎機能,すなわち尿量をHDより維持できる透析療法ですが,一方で残存腎機能が低下した場合には透析不足となり,尿毒素の蓄積あるいは水分貯留のため心不全を併発します.PDに週1回のHDを加えることによって尿毒素の蓄積あるいは水分貯留は大きく是正されます(詳細はP.104「PD・HD併用療法の導入基準・離脱基準」の項参照).

高齢者においても週1回のHDで適切な体重に設定することが可能であるので,残存腎機能が保たれているうちは良好な日常生活を送ることが可能です.

本療法は,週1回の通院で可能ですが,高齢者透析医療の問題点の根本的解決にはなりません.

——高齢者に対してPDを用いた新たな透析治療モデルの立案

さらに，高齢者透析医療の問題点を軽減するために，末期腎不全状態の高齢者に対する新たな透析治療モデルが必要です．老人入居施設に居ながら透析治療が可能なPDを主体とした透析治療モデルへのシフトを考慮するべきでしょう．

PDを適用する利点としては，次のようなものがあげられます．

①高齢者では一般的に代謝量・食事摂取量の低下が認められるため，少量の透析液による低頻度のバッグ交換でのPDが可能な（具体的には1日1〜2バッグ使用でのPD）ことから，患者のQOL向上，バッグ交換を介助する施設職員の負担の低減，医療費抑制につながります．

②通院は原則月1回（症例によっては，2カ月に1度，3カ月に1度の通院での治療も可能）であり，週3回通院のHDと比して患者・医療従事者の負担が軽減されるとともに，医療費抑制につながる可能性もあります．

——老人入居施設のPDの問題点とその対応

一方で，これらの施設でのPD治療にはいくつかの問題点も存在します．

①月に1度の外来通院をどうするか？

②PDの知識をもたない医療従事者も多数存在し，施設でPD患者を受け入れられないケースがある．

③原則として月に1度しか通院しないため，治療経過を細やかに把握できない．

④患者の健康被害につながるような緊急時の対応に苦慮する可能性がある．

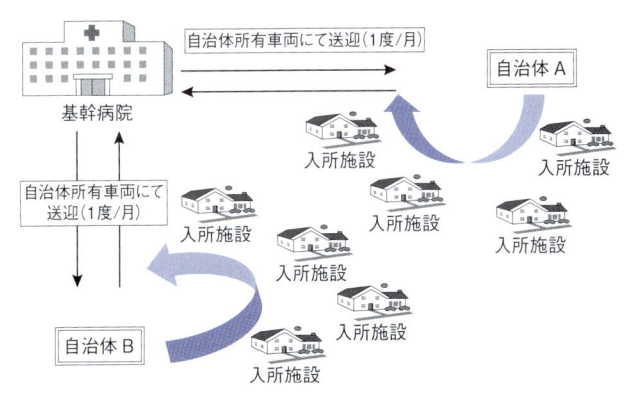

図　高齢者に対するPD治療連携モデル

◎これに対して，われわれは次のような解決策を考えています

　問題点①の「月に1度の外来通院をどうするか？」ということは，老人入居施設のPDのきわめて大きな障害です．この月に1度の通院については，患者が入所する施設が所在している自治体の協力を得ることを想定します．具体的には適応となる患者の入居施設を，それぞれの自治体管轄内の数施設へ集中させ，月に1度，各自治体が所有する中型バスなどの車両にて，患者が入所する複数の施設を巡回します（図）．その後，PD導入元である基幹病院へ集団で通院して診察を行うことで患者，介護者，医療経済的負担を軽減します．

　また，症例によっては，2カ月に1度，3カ月に1度の通院での治療も可能なこともありますが，その場合は，後述するモバイルPD支援システムであるiPDシステム（詳細はP.202「スマートフォンを用いた遠隔地からのPD診療支援システム」の項参照）を利用します（なお，2カ月または3カ月に1度の来院にて診察することで，家族や施設職員の負担をさらに軽減し

159

ます．この場合，在宅自己腹膜透析指導管理料の発生頻度も減少するため，医療経済的な負担の軽減にもつながります）．

　iPDは情報発信機能も有するため，個々の患者の検査値や栄養状態に応じた食事メニューや注意喚起を実施し，介助者との情報共有を的確に行うことができます．

　問題点②の解決策としては，施設スタッフの教育システムを構築することが必要です．現在はPD受け入れ意思のない施設に対してアプローチをかけ，受け入れ意思を示した施設に対しては，基幹病院からPD専任看護師（PDコーディネーター）を派遣します．そのうえで直接施設職員に対してPD知識と手技を説明・教育し，その後も継続的に訪問・支援することでこのシステムを構築できると考えます．さらに，日々の治療のなかで生ずる問題点や介助者の疑問に対しては，モバイルPD支援システムであるiPDシステムを利用することで対応可能であると考えます．問題点③，④についてもiPDシステムの利用が解決策となり得ると考えます．

（横山啓太郎）

ソーシャルワーカー・PD コーディネーター編

家庭環境や仕事に関する疑問集

PD 患者からよせられた家庭や職場などの PD 実施環境に関する疑問にお答えします

　HD を選択する患者や家族からは,「HD のほうが病院に行ってベッドに横になれば,あとはやってくれるから楽だ」という声を聞きます.PD を選択する場合は「やりたいことがある.時間に縛られたくない.今までの生活を続けたいから,自己管理は大変だけど在宅で頑張りたい」「残りの人生を家でゆっくり過ごしたい」という声を聞きます.PD は「自分でする」という主体性を伴った行動を日々繰り返す自己管理が数年に及ぶので,セルフケアのストレスは大きくなります.医療従事者には,PD 患者がその人らしく,いきいきと元気に生活できるよう支援することが求められますが,病棟・外来の指導が中心で,実際の自宅の環境がどういう状況か想像し難いのが現状です.また患者は,導入後はさまざまな不安を抱えており,慣れてくると自分流のやり方に変わってきます.当院では,PD コーディネーターによる家庭訪問・指導をとり入れたことで,患者の抱えている問題を具体的に把握できるようになりました.また,個別の教育,援助が可能となり,問題の早期解決に向けた支援体制の構築に役立っています.患者からは,環境をみてもらうことで安心した,出口や排液不良などそのときの問題が解決につながった,自分では気づいていないところを指摘され修正できた,会社の人たちに認知してもらえ働きやすくなったなどのよい評価をいただいています.

――環境について

Q バッグ交換の部屋を一部屋設けることができません．CAPD を行うのは無理ですか？

A 住宅事情はさまざまです．CAPD 用に一部屋設けなくても，清掃されていて，バッグ交換時にペットや人の出入りがなければ，どのお部屋でも交換可能です．

Q 透析液を 1 カ月分置くスペースがありません．トランクルームなどを借りなければいけませんか？

A 多くの方が透析液の置き場所に困っているのは事実です．物が多くて透析液が置けず，階段を透析液置き場にしていたところ，躓いて転倒し骨折した事例もありました．また，屋外に透析液を置いていて安全性が疑われる事例もありました．CAPD の導入時から計画的に環境の準備をしていくのが理想的です．スペースの確保が困難な場合は，2 週間ごとの配送も可能です．

Q 冬は寒くて，夏は暑くてエアコンをつけないといられません．また，職場の空調がビル管理の関係でOFFにできません．バッグ交換時に，エアコンは絶対に駄目なのでしょうか？

A バッグ交換前にエアコンをつけてお部屋の準備をしておき，交換時にエアコンを切って，埃の動きが落ち着いたところでテーブルを拭き，手洗い，マスク装着の順に行うのが理想的です．しかし，夏場はエアコンを切ることで熱中症になりかねないことや，職場で空調が切れない環境もあるので，接続時に直接エアコンの風があたらなければ，必ずしも切らなくてもよいと説明しています．

Q ペットを飼っています．PD導入希望ですが，ペットがいると駄目ですか？

A イヌやネコなどの毛がバッグ交換の接続時に付着することで，腹膜炎のリスクにつながります．また，ペットにカテーテルを噛まれて亀裂が生じ，腹膜炎になった事例もあります．ペットがいてもPDは可能ですが，交換する部屋にはペットを入れない（部屋が少ない場合は，交換時はペットを入れない），部屋の掃除をまめに行う，衣服に付着している毛を除去する，手洗いをしっかり行うなどの注意が必要です．

Q 自宅は井戸水を使用しています．入浴してもいいですか？

A 昔から井戸水を家庭用水として使用している家庭もありますし，最近では災害対策用に井戸をひいている地域や家庭に出会います．以前，家庭用水がすべて井戸水なので，導入時に水質検査をしていただき，問題がない結果でしたが，出口部感染（因果関係は不明）を起こした事例がありました．以来，入浴・シャワーともにカバーをし，水道水を汲んできて出口洗浄を行うように指導しています．

Q 目がみえにくくなってきて，部屋の掃除や環境整備などの身の回りのことが一人ではできなくなってきました．手動でのバッグ交換はなんとかできていますが，体重と血圧，尿量などは測定できません．どうしたらいいでしょうか？

A CAPDは自己管理が大事な治療です．まず，安全な交換をするために，自動接合機器を用いた交換に変更するべきです．チェックできないところは家族の協力を得るようにしましょう．また，一人住まいの方や，高齢などで家族の協力があっても不安な方は，訪問看護師や介護ヘルパーのサポートなど，利用できるサービスは遠慮せずに利用しましょう．

――交換時間，仕事

Q 日中の交換が気になって出かけられません．また，眠前の交換時間まで起きていられず，夜中に起きるか，飛ばしてしまっています．交換時間を変えてもいいですか？

A 患者へのアンケートでも，交換の時間が気になって外出や旅行がしにくいとの回答が多くありましたが，ほとんどの患者は，徐々にCAPDと上手につきあえるようになっていきます．交換時間に生活を合わせるよりも，今までの生活のなかに透析を取り入れると考えると，仕事やそれまで行ってきたことへの影響が少なく，自分らしい生活が無理なく過ごせると思います．毎日行う透析なので，透析時間を確保できない日が続くと透析不足から尿毒症状が出現しますし，手技が粗雑になったり，環境整備が不十分になることで腹膜炎のリスクが高まります．仕事や社会活動などで生活スタイルに変化が生じて，透析時間を確保することが困難であれば，主治医や医療スタッフに相談し透析スケジュールを相談しましょう．

ソーシャルワーカー・PDコーディネーター編

Q 習い事をいくつかしています．導入後も継続していいですか？また，運動をしてもいいですか？

A 日中の交換時間によっては，外出がしにくくなり家にこもってしまう傾向にある PD 患者がいます．また，外来日以外は外に出ない方もおり，PD 導入後の筋力・ADL 低下，肥満に転じる危険性が高まります．また，PD は HD に比べて患者同士のコミュニケーションの場が少なく，情報不足から社会的孤立する患者もいます．社会活動をやめないこと，高齢者においてはデイケア・デイサービスの利用を勧めるなど，家にこもらない提案を療法選択時から行っていくことが必要と考えます．運動を行う際は運動前に排液し，帰宅後に注液をします．また，デイケア・デイサービスでの交換ができない場合は，帰宅後の交換でよいことにしています．患者と介護者である家族が生活に楽しみをもつことは，生きる意欲・治療意欲につながります．笑うことはストレスを軽減し，免疫バランスを整えるといわれています．PD 患者の QOL が向上できるよう，臨機応変な対応と，細やかな調整が必要です．

Q 職場で交換する場所がありません．また，営業で日中の交換が決まった時間にできません．

A 営業の仕事などで日中決まった時間に交換できない方は，交換可能な時間でよいことにしています．現場仕事が多く，車内で交換しなければならない場合は，車内の環境整備に留意していただき，家庭訪問時に車内確認も行います．

　職場で交換可能な場所が確保できないこと，身体障害者は雇えないとの理由で解雇をいい渡された患者が数名いました．患者の依頼で会社を訪問し，社長や上司の方にPDについて説明をし，交換場所を一緒に探して確保したことで，以前と変わらぬ就労形態で継続が可能になりました．障害者雇用促進法により障害者の雇用率が定められていて，未達成の企業からは納付金を徴収，達成している企業には補助金が支払われます．会社の会計としてはプラスになり，イメージアップにもつながるので，透析患者の雇用についての理解は少しずつ広まっています．

（澁江育子）

保険制度編

腹膜透析にかかわる医療制度についての疑問集

　透析患者・新規透析導入患者の高齢化が進むなか，在宅医療である腹膜透析（PD）療法においても，就学・就労など社会復帰を念頭に置く場合と，後期高齢者や超高齢者のように穏やかな生活に主眼を置く場合という選択の幅が広くなることが予測されます．今後さらに増加する高齢透析患者に，よりよい治療を行うには社会資源の活用など管理方法にバリエーションが必要になってきます．

　高齢PD患者を支える実現可能かつ継続性がある方法を考えるためには，医療保険や介護保険について理解をしておくことが重要です．基本的な診療報酬での誤解があると医療機関にとっては請求漏れや適応外となる危険性があり，社会資源の活用法で良案が浮かんだとしても診療報酬や介護報酬がカバーされていないと，実際の運用は不可能になります．

　そこで，PD療法にかかわる医療保険と介護保険に関して，在宅医療の課題となる点を整理してみたいと思います．

Q　老々世帯の男性PD患者がバッグ交換を妻の介助で行ってきたのですが，奥さんが亡くなりました．今は近隣に住む長女が通いながらPD療法を続けていますが，毎日の介助は難しくなっています．本人はできることならPD療法の継続を希望しています．長女の負担を軽減させ，PD療法を続ける方法はありませんか？

A　患者の状況によってどのようなサービスが必要か，検討することから始まります．医療と介護のどちら

のニーズがより高いのかを考えながら，今ある資源をできるだけ有効に活用していくことが必要です．

　このような症例の場合，まず，「患者がバッグ交換以外の日常生活をどの程度ご自身でできるのか？」ということが大きく影響します．

―― 介護認定を受けてない場合

　特に生活に支障がない場合は，介護認定を受けていない可能性が高くなりますので，毎日，訪問看護に来てもらうことが可能となります．訪問看護を上手に使いながら，ご自宅で治療を続けることができます．この場合の患者負担は，医療保険の負担割合に応じて決まります．特定疾病療養受療証の対象範囲外となりますが，透析患者への訪問看護に対する助成をしている市町村が多くありますので，居住地の市町村に問い合わせてください．

―― 介護認定を受けている場合

　高齢者が日常生活において介護が必要である場合は，介護認定を受けている可能性が高くなります．PDのバッグ交換以外にも介助が必要であろうと思います．

　自宅で介護サービスを活用しながら生活するか，医療機関・施設への入院・入所をするかを検討する必要があります．

　自宅で生活することを選んだ場合，介護保険には利用金額に上限がありますので，すべてを介護サービスだけで賄うのは困難な場合がほとんどです．ある程度，家族のサポートが必要になります．例えば，PD療法の場合は週の半分は訪問看護師に依頼して，残りの半分は家族が行う．そうすることで家族の負担を今の半分に減らすことができます．

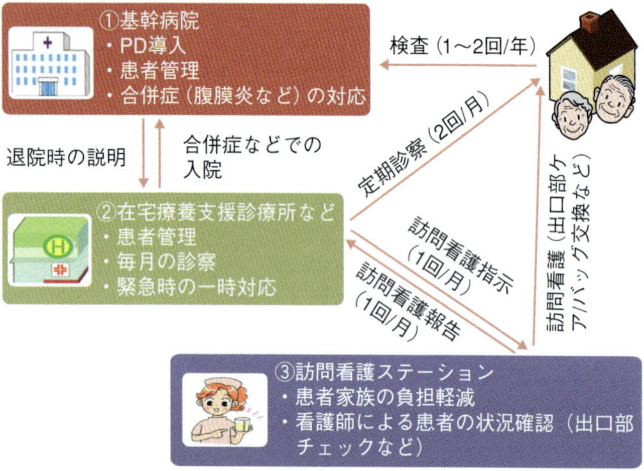

保険制度編

①基幹病院
- PD導入
- 患者管理
- 合併症（腹膜炎など）の対応

②在宅療養支援診療所など
- 患者管理
- 毎月の診察
- 緊急時の一時対応

③訪問看護ステーション
- 患者家族の負担軽減
- 看護師による患者の状況確認（出口部チェックなど）

退院時の説明／合併症などでの入院
検査（1～2回/年）
定期診察（2回/月）
訪問看護指示（1回/月）
訪問看護報告（1回/月）
訪問看護（出口部ケアパック交換など）

図1

――入院・入所する場合（図1）

 次に，医療機関・施設に入院・入所することを選んだ場合です．この場合，選択肢は「①医療機関に入院する」「②介護老人保健施設（老健）または特別養護老人ホーム（特養）に入所する」「③それ以外の施設に入居する」という3つになります．

 まず，「②老健または特養に入所する」という選択肢について考えます．老健も特養も，待機者数が非常に多く，医療ニーズが高い人が入所するのは非常に困難な状況です．

 次に「①医療機関に入院する」という選択肢について考えます．慢性期の長期入院の場合，医療療養病床に入院するのが一般的です．医療療養病床の入院基本料は医療区分とADL区分によって区分されています．透析をしている患者は医療区分2となりますので，比較的高い診療報酬を算定することができます．特に医療療養病床で看護配置20対1の体制をとっている施設は，その要件に「医療区分2以上の患者が8割入院している

こと」という要件がありますので，透析をしている医療区分2の患者は比較的入院がしやすくなります．また，透析の処置費・薬剤費・材料費はすべて出来高で算定できるのも受け入れてもらいやすいポイントだと思います．これからの基幹病院は高齢透析患者が入院治療が必要となったときに，受け入れてもらえる病院との連携をいくつかもっておく必要があります．

最後に「③それ以外の施設に入居」という選択肢について考えます．それ以外の施設とはサービス付き高齢者住宅（サ高住）や有料老人ホームのことをいいます．これらは「入居」となりますので，医療サービスを受けるときの扱いは自宅と同じになります．訪問看護や在宅療養指導管理料も自宅から通院する患者と同じように算定できます．血液透析（HD）の場合，1日おきの通院が必要であり，PDの場合でも月1〜2回の通院が必要となります．それをどのようにするかは大きな問題ですが，PDを訪問診療で管理することで，その問題は解決することができます．訪問看護や訪問診療をしてもらいながら，保険サービスでは賄いきれない部分を家族がサポートすることで家族の負担は随分軽減できます．例えば，介護保険で賄える回数は訪問看護を依頼して，不足している分は家族が入居施設に行ってバッグ交換を行うようなイメージとなります．基幹病院で訪問診療をすることは困難と思いますので，必要に応じて訪問診療を依頼できるような診療所との連携を進めることも今後は大切です．そのとき，その診療所が訪問看護ステーションやサービス付き高齢者住宅とも連携をしている施設だとよいと思います．

ほかの施設と連携するということは，PDを知らない人に患者の診察・看護・介護をお願いすることになります．PDは患者自身でできるような手技であり，決して難しいものではありませんが，「知らない」ものを受け入れてもらうことは困難なことが多く，連携先のスタッフとコミュニケーションをしっかり

とりながら，教育・相談の体制をしっかり準備することが大切です（表1）．

Q 高齢PD患者が増えていますが，外来だけの管理では不安です．訪問看護ステーションとの連携を考えていますが，訪問看護ステーションには何をしてもらえますか？　また連携するときに気をつけることはありますか？

A 訪問看護ステーションの看護師にどこまでやってもらえるかは，訪問看護ステーションの方針によって変わると思います．PD療法の場合，PDの経験のない看護師が多く，どのような治療なのか，看護師にどんなことを依頼したいのかを丁寧に説明することが必要です．訪問看護が必要な患者が発生してから説明するのは時間的に難しくなりますので，事前に地域の訪問看護師を対象とした勉強会をするのも有効な手段です．連携できるような訪問看護ステーションをみつけ，日頃からコミュニケーションを図っていくことで，必要になったときに訪問看護をスムーズに引き受けてもらえるようになります．

　訪問看護師にしてもらいたいと思っていること（手技指導，出口部ケア，生活指導，環境確認など）は大抵の場合，引き受けてもらうことができます．訪問看護は医師の指示書に基づいて行われることから，訪問看護師に「何をしてもらえるか？」ということより「何をしてもらいたいのか？」ということを医療機関がきちんと整理する必要があります．また，何かトラブルがあったとき，看護師が疑問に思ったときに質問・報告ができる体制が必要となりますので，事前に病院が訪問看護を依頼

腹膜透析にかかわる医療制度

高齢者用施設はその目的(対象者)によって医療の充実度が異なります。

表 1　施設の種類

	居宅サービス			施設サービス		保険医療機関	
	有料老人ホーム/サ高住	グループホーム	特定施設	特養	老健	医療療養病床	一般病床
概要	高齢者向けマンション	認知症高齢者が少人数で共同生活を送る施設	居住機能と福祉機能を併せもつ高齢者向け施設	入浴、排泄、食事などの生活サポートと健康管理をする	一定期間(約3カ月)を目処にリハビリを行い、自宅復帰を目指す	病状が安定し、療養が必要な人への治療をする	救急医療などの必要な医療を提供する
対象者	高齢者	要介護認定を受けた高齢者	高齢者	常時介護が必要な要介護認定を受けた高齢者	慢性期でリハビリなどが必要な要介護認定を受けた高齢者	慢性期で長期療養が必要な者	急性期、亜急性期で治療が必要な患者
入居費用	自己負担	介護保険	介護保険	介護保険	介護保険	医療保険	医療保険

保険制度編

173

表2　院内で体制を作るために決めておくこと

- 訪問看護の対象範囲はどうされますか？
- 訪問看護の説明はどのように患者にしますか？
- 誰が患者に訪問看護の説明をしますか？
- 訪問看護ステーションへの指示（指導）は誰がどのようにしますか？
- 訪問看護ステーションからの報告は誰がどのように受けますか？
- 訪問看護師からの問合せ先はどこになりますか？

できる体制を構築しておくことが必要です（表2）．このような準備をしておくことで訪問看護ステーションの協力は得られやすくなります．

しかし，訪問の頻度に関しては保険制度による制限があります．訪問看護の目的には「①退院直後に集中して行う訪問看護」「②維持期に定期的に継続する訪問看護」の2種類があります．このどちらにあたるかによって大きく違いますので，分けてご説明します．

まず，「①退院直後に集中して行う訪問看護」に関しては，すべての患者が退院直後の2週間に限り医療保険を使って訪問看護を行うことができます．また，この2週間は毎日の訪問看護が可能となります．制度上は毎日の訪問看護が可能ですが，それを引き受けてくれる訪問看護ステーションをみつけるのは容易ではありません．現実的には訪問看護ステーションが可能な範囲で依頼することになります．それは，多くの訪問看護ステーションが少人数の看護師しかいないことが多く，毎日の訪問看護を行える人員を割ける余力がないからです．医療機関が注意すべき点としては，できるだけ早く「退院後に訪問看護をお願いしたい患者がいる」ということを訪問看護ステーションに連絡することです．

このときの依頼内容としては患家の環境確認，手技指導，出口部ケアの指導，入浴方法の指導，生活のアドバイスなどが多いようです．

　次に，「②維持期に定期的に継続する訪問看護」に関しては，比較的余裕をもって訪問看護ステーションに依頼できるケースが多いようです．また継続的に訪問する患者なので，訪問看護ステーションでも訪問スケジュールへの組込みが容易なようです．しかし，実際の手技などを看護師に依頼することも多く，患者の介護度も高く複雑な依頼になるケースが多いようです．「①退院直後に集中して行う訪問看護」を何度か依頼して，看護師がPD療法に慣れてから，継続的な訪問看護を依頼するほうがスムーズにいきます．

　さて，この場合の訪問看護の頻度は，患者の使う保険によって異なります（図2）．退院直後または急性増悪または特殊な場合を除き，訪問看護は介護認定を受けている患者は介護保険で，それ以外の患者は医療保険を使って訪問看護を受けることになります．

　まず，医療保険を使って訪問看護をする場合ですが，この場合はPDの患者の場合は毎日の訪問看護が可能です．

　しかし，定期的な訪問看護を継続する必要がある患者の場合，その多くが介護認定を受けていると思われます．この場合，介護保険で訪問看護を受けることになります．介護保険を使った場合，訪問看護の回数に制限はありませんが，介護保険を使える金額に上限があります．その上限を超えた分は全額自己負担となります．ケアマネジャーが必要なサービスを上限内に収まるように計画しますが，毎日の訪問看護は難しいことが多いようです．訪問看護だけで毎日のバッグ交換は困難ですが，家族にPDホリデーを作るためのサポートとして活用することができます．

保険制度編

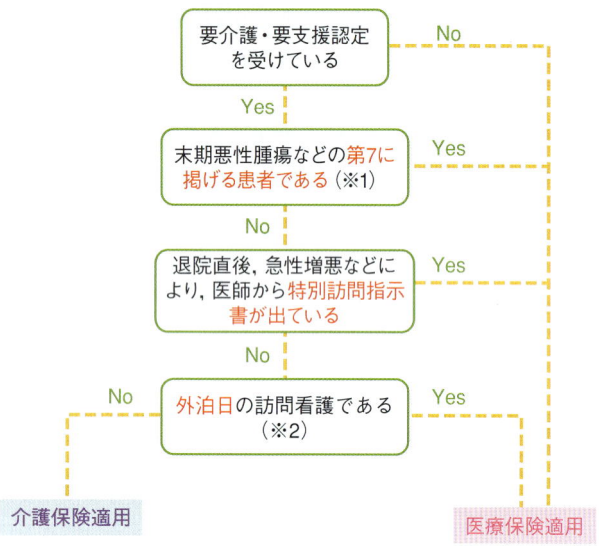

```
        ┌─────────────────┐  No
        │ 要介護・要支援認定 │──────────┐
        │   を受けている    │           │
        └─────────────────┘           │
                 │ Yes                 │
        ┌─────────────────┐  Yes      │
        │ 末期悪性腫瘍などの第7に │──────┐ │
        │ 掲げる患者である（※1）│      │ │
        └─────────────────┘      │ │
                 │ No              │ │
        ┌─────────────────┐  Yes  │ │
        │ 退院直後，急性増悪などに│──┐ │ │
        │ より，医師から特別訪問指示│  │ │ │
        │     書が出ている      │  │ │ │
        └─────────────────┘  │ │ │
                 │ No          │ │ │
    No   ┌─────────────────┐ Yes│ │ │
  ┌──────│ 外泊日の訪問看護である │──┤ │ │
  │      │        （※2）       │  │ │ │
  │      └─────────────────┘  │ │ │
  ▼                              ▼ ▼ ▼
介護保険適用                  医療保険適用
```

※1：PDは第8に掲げる患者であり，第7に掲げる患者には含まれない
※2：1カ月以上の入院が見込まれる患者への患家での指導は
　　 別途「退院前訪問指導料」算定

図2　利用できる保険

訪問看護は医療保険の場合も介護保険の場合も特定疾病療養受療証の対象範囲外となります．患者負担が高額になる可能性もありますので，患者や家族とよく相談して上手に活用していくことが大切です．

透析の診療報酬算定に関する質問について，①導入期，②維持期の外来，③地域連携に分けて説明します．表3に主たる透析関連の算定項目一覧（平成26年4月改定）を示します．

表3　透析関連の算定項目一覧

算定項目	加算	点数
慢性維持透析患者外来医学管理料		2,250
人工腎臓	（4 hrs 未満）	2,030
	（4〜5 hrs）	2,195
	（5 hrs 以上）	2,330
	慢性維持透析濾過	2,245
	その他の場合	1,580
	夜間・休日加算	300
	導入期加算	300
	障害者加算	120
	透析液水質確保加算1	8
	透析液水質確保加算2	20
内シャント外シャント設置術		18,080
経皮的シャント拡張術・血栓除去術		18,080
在宅自己腹膜灌流指導管理料		4,000
	頻回指導管理	2,000
	紫外線殺菌器加算	360
	自動腹膜灌流装置加算	2,500
連続携行式腹膜灌流		330
	導入期加算	500
カテーテル腹腔内留置術		12,000
在宅血液透析指導管理料		8,000
	透析液供給装置加算	10,000

―― (1) 導入期

Q SMAPのようなカテーテルの挿入と，PD開始の時期が異なる場合のレセプト請求で，導入期加算の請求はどうしたらよいのでしょうか？

A 初めてバッグ交換をしてから14日間算定することができます．

保険制度編

Q DPC 対象病院に入院した場合，PD の処置料，加算，薬剤・器材のすべてが出来高で算定できるのですか？

A 腹膜灌流（330点）だけでなく，導入期加算（500点），PD の処置に直接関係する薬剤・器材のすべてが出来高で算定できます．
ただし，すべての医療機関に共通で入院期間中は紫外線殺菌器加算，自動腹膜灌流装置加算は算定できません．

Q DPC 対象病院に PD 患者が慢性腎不全以外の診断群分類で入院した場合，PD の処置料，加算，薬剤・器材のすべてが出来高で算定できるのですか？

A 診断群分類にかかわらず PD にかかわる費用は出来高で算定可能です．

Q 入院中，バッグ交換を 3 回しています．処置料（腹膜灌流）は何回算定できますか？

A 1 日につき 1 回算定することが可能です．

Q 「腹膜灌流　2　その他の腹膜灌流」に APD は含まれますか？

A 含まれません．APD は「腹膜灌流　1　連続携行式腹膜灌流」となります．

Q 退院直後の訪問看護をお願いする場合，特別な手続きがありますか？

A 特別訪問看護指示書（100点）を訪問看護ステーションに出す必要があります．

――（2）維持期外来

Q PD外来で在宅自己腹膜灌流指導管理を2回以上算定できるのはどんな場合でしょうか？

A
(1) 在宅自己腹膜携行式腹膜灌流の導入期にあるもの
(2) 糖尿病で血糖コントロールが困難であるもの
(3) 腹膜炎の疑い，トンネル感染および出口部感染のあるもの
(4) 腹膜の透析効率および除水効率が著しく低下しているもの
(5) そのほか医師が特に必要と認めるもの

Q PD外来を2回行っている患者がいますが，在宅自己腹膜灌流指導管理の2回目の点数は何点ですか？

A 初回が4,000点，2回目は2,000点です．再診料を算定しているのに2,000点を請求していなかったという請求漏れに注意してください．

Q 患者が2回以上来院しましたが，2回目は看護師にしか会わず診察はしませんでした．その場合も在宅自己腹膜灌流指導管理の頻回加算を算定することができますか？

A できません．医師の診察を受ける必要があります．

保険制度編

Q 腎臓病教室を始めました．何か算定できるようなものはありますか？

A 腎臓病教室として算定できる項目はありません．しかし，管理栄養士が栄養指導を行った場合，算定要件を満たしていれば「外来栄養食事指導料」「入院栄養食事指導料」「集団栄養食事指導料」を算定することが可能です．

Q 併用療法を行う場合において，HDとPDをそれぞれ別の施設で管理している場合のそれぞれの施設での請求項目を教えてください．

A 複数施設で管理しても，同一施設で管理しても算定できる項目に違いはありません．どちらの施設で算定するかは施設間での話し合いとなります．

(1) 週1回の併用の場合に算定できるもの
  *在宅自己腹膜灌流指導管理料（4,000点）
  *人工腎臓1または2（週1回を上限とする）
  *PDの薬剤・器材
  *ダイアライザー
  *慢性維持透析患者外来医学管理料を算定しないため検査は出来高で算定できます．
  （赤血球造血刺激因子製剤は人工腎臓に包括のため算定できません）

(2) 週2回の併用の場合に算定できるもの
  ＜PDの管理料を算定する場合＞
  *在宅自己腹膜灌流指導管理料（4,000点）
  *人工腎臓3（週1回を上限とする）
  *人工腎臓1または2に包括されている薬剤
  *PDの薬剤・器材

＊ダイアライザー
＊赤血球造血刺激因子製剤を出来高で算定できます．
＊慢性維持透析患者外来医学管理料を算定しないため，検査は出来高で算定できます．

＜PD の管理料を算定しない場合＞
＊人工腎臓 1 または 2（実施回数）
＊PD の薬剤・器材
＊ダイアライザー
＊慢性維持透析患者外来医学管理料を算定しないため，検査は出来高で算定できます．
（PD の管理料も HD の管理料も算定できません）
（赤血球造血刺激因子製剤は人工腎臓に包括のため算定できません）

Q 併用患者は，在宅自己腹膜灌流指導管理料と慢性維持透析患者外来医学管理料の療法を算定することができますか？

A できません．人工腎臓と自己腹膜灌流療法を併施している場合は，慢性維持透析患者外来医学管理料を算定できません．

Q HD を併用する場合，何回まで HD を行うことが可能ですか？

A 実施回数に制限はないですが，人工腎臓は 1 回/週を上限に算定可能です．

― (3) 地域連携

Q 外来のみでは不安な高齢患者がいます．何かよい方法はありませんか？

A 訪問看護の活用を検討してはどうでしょう．
介護認定を受けていない患者は医療保険を使って毎日，介護認定を受けている患者は保険内に収まる範囲で活用できます．

Q 在宅自己腹膜灌流指導管理料と在宅時医学総合管理料は，同時算定が可能ですか？

A 可能です．在宅時医学総合管理料は月2回以上の訪問診療を行えば，算定可能です．

Q 基幹病院で半年に1回検査などを行い，通常は連携クリニックでPD管理をしています．基幹病院で検査をした月も，クリニックで診察していますが，頻回加算（2,000点）は算定することができますか？

A できません．頻回加算，紫外線殺菌器加算，自動腹膜灌流装置加算はすべて在宅自己腹膜灌流指導管理料の加算となりますので，在宅自己腹膜灌流指導管理料を算定した施設でしか算定することができません．

Q 特養または老健にPD患者の入所をお願いしました．介護施設で処置料（腹膜灌流330点）を算定することは可能ですか？

A 不可能です．特養や老健の看護師の行為は入所料に包括されていると考えます．

Q 老健に入所の患者の外来時には在宅自己腹膜灌流指導管理料を算定できないと聞きました．頻回加算，紫外線殺菌器加算，自動腹膜灌流装置加算のすべてが算定できないのでしょうか？ 処方した薬剤，器材は算定できますか？

A 在宅自己腹膜灌流指導管理料と頻回加算は算定することができません．しかし，施設入所者材料料として，紫外線殺菌器加算，自動腹膜灌流装置加算は算定することが可能です．また，処方した薬剤・器材も算定可能です．

Q 医療療養病床に入院することになりました．医療療養病床は多くの処置・投薬が包括されていますが，PDに関してはどうなっていますか？

A 腹膜灌流（330点），PDの処置は包括対象ではないため，処置料や使用する薬剤・器材のすべてが出来高で算定できます．

ただし，すべての医療機関に共通で入院期間中は紫外線殺菌器加算，自動腹膜灌流装置加算は算定できません．

また，PD患者に使用した赤血球造血刺激因子製剤も出来高で算定することが可能です．

（平松　信）

新しいPDの挑戦

Q PDは慢性心不全の治療として有用ですか？ また，その有用性に関する臨床エビデンスはあるのですか

A
- 重症慢性心不全例でPD導入により臨床症状が改善した報告が蓄積されている
- この機序として，透析によるナトリウム除去量の増加，静脈系からの緩徐な除水による前負荷の軽減などが想定されている
- 本治療の医学的妥当性は今後検証されるべき課題である．PD関連合併症，医療経済面などを検討し総合的に判断する必要がある

――心不全と心腎連関

　心腎連関の臨床的重要性が認識されるようになっています．心不全（疾患）と腎不全は互いにそれぞれの増悪因子として関与していますが，この関連性を示す概念を「心腎連関」といい，今世紀になりイタリアのRoncoらにより提唱・整理されたものです[1]．心不全例では急性あるいは慢性の腎障害を，腎不全例では急性あるいは慢性の腎不全を合併するリスクが高くなります．そしてこの2つの重要臓器が障害されている例では，薬物治療に難渋する例も少なくなく，患者の生命予後は単一の臓器障害例と比べてきわめて不良です．日常臨床でしばしば遭遇する代表的な心腎連関の1つは，慢性腎不全で体液過剰となりうっ血性心不全を呈している例です．心不全の発症はレニン・アンジオテンシン系や交感神経亢進，抗利尿ホルモンの分泌などを介して腎血流を低下させ腎不全を増悪させます．特に末期

腎不全例では利尿薬の効果は限定的であり，保存的治療では限界となります．もう1つの例は，慢性心不全患者で血清クレアチニン値が上昇してくるような例です．多くの場合，利尿薬の過剰な使用に伴う腎血流量低下（腎前性腎不全）が腎機能低下の要因となっています．利尿薬抵抗性が増す結果，心不全が増悪します．一方，利尿薬の追加投与は腎前性の腎障害を増悪させるという悪循環に陥ります．前者においては，慢性維持透析療法の導入が治療の第一選択となります．後者の場合は，薬物療法・保存的療法が基本ですが，腎障害は比較的軽度であっても，利尿薬に抵抗性があるために心不全の増悪寛解を繰り返し，入院を頻回に繰り返すような難治例も珍しくはありません．

社会の高齢化に伴い慢性心不全患者が急増しており，心不全罹患者は日本人の60〜120人に1人の割合で存在すると想定されています．この心不全の病態は，基本的に2つの病型，収縮期心不全と拡張期心不全に分類されます[2]（表1）．収縮期心不全は虚血性冠動脈疾患を基礎とする例が多く，一方，拡張期心不全では高齢者や女性，慢性腎臓病例で多いとされます．いずれにせよ，これらの医学背景は慢性腎臓病の発症と密接に関係しており，慢性心不全を起点とする心腎連関の抑制対策は喫緊の課題といえます．

——PDによる心不全治療

慢性心不全患者に対する体外循環による限外濾過治療（extracorporeal ultrafiltration method：ECUM）は重篤な急性増悪に対する一時的な治療として行われることがあります．ところが現時点では，慢性心不全に対するわが国の治療ガイドライン体系のなかには，ECUM，PDともに含まれていません．しかしながら，PDによる心不全治療の報告は古く，1940年末に一時的な対症療法としてPDが有効であった症例が報告され

表1 拡張期心不全と収縮期心不全：臨床像の違い

Characteristic	拡張期心不全	収縮期心不全
年齢	高齢者が多い	全年齢層，特に50〜70歳代
性別	女性が多い	男性のほうが多い
左室駆出率	多くは保たれている EF 40%以上がほとんど	低下している EF 40%未満
左室内腔径	多くは正常 求心性左室肥大を認める	多くは拡張
左室肥大エコー所見	多くで認める	ときに認める
胸部X線（CTR）	うっ血所見+/−心肥大	うっ血所見+心肥大
共存する疾病		
高血圧	+++	++
糖尿病	+++	++
心筋梗塞既往	++	+++
肥満	+++	+
慢性肺疾患	++	なし
睡眠時無呼吸	++	++
長期透析	++	なし
心房細動	+	+

（文献2）より引用，改変）

ています．その有用性についてはケースシリーズとして蓄積されていきましたが，1980年代以降は上述のECUMの普及もあり，あまり報告はされなくなりました．しかし，今世紀になり，再びPDの有用性を検討した報告が散見されるようになっています．この背景には，ECUMの有用性はあるものの，これが技術的・社会的理由のために在宅治療として慢性維持療法として確立されるには至らない点，腎機能の観点からは慢性維持透析療法の導入に該当しない例が増加している現実が関連しているものと想定されます．今までの報告例をみる限りでは，PDの有用性は急性増悪の治療としてではなく，主にうっ血性心不全

表2 CHFと限外濾過法（PD）

CHFに対するPD有効例の症例報告

Authors		
Schneierson	1949	Am J Med Sci
Nora	1966	J Pediatr
Mailloux	1967	JAMA
Cairns	1968	Am Heart J
Raja	1970	JAMA
Sharma	1972	J Indian Med Assoc
MacKinnie	1985	Arch Intern Med
Rubin	1986	Arch Intern Med
Shilo	1987	Isr J Med Sci

の増悪予防に対して適応されている例がほとんどです．最近の主な報告をまとめると，PDの適応例は軽度腎機能低下（CKDステージG3）程度から維持透析が必要な末期腎不全例までが含まれており，さらに心不全の病型も拡張期心不全，収縮期心不全いずれにも有効であったとされています[3〜5]（表2）．大変興味深い点は，PD導入後，NYHAの臨床評価で示されるように著明な自覚症状の改善（図1），患者QOLの改善，入院頻度の抑制が達成されている点です．

——PDによる心不全改善の機序

では，心不全改善にはどのような機序がかかわっているのか．これには，まず水とナトリウム（Na）のネットバランスが関与しています．まず，PDによる除水特性を理解しておく必要があります．PD液の停滞により腹腔内で4〜5時間にわたり持続的な除水が行われますが，Na除去も除水量依存的に除去され，1Lの除水でNaClでおよそ7〜8gが除去されます．利尿薬抵抗性の病態ではNa出納バランスを保持することが困難

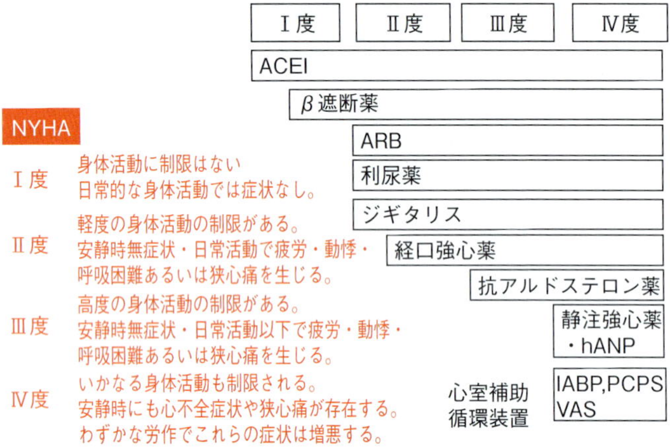

NYHA

Ⅰ度 　身体活動に制限はない
　　　日常的な身体活動では症状なし。

Ⅱ度 　軽度の身体活動の制限がある。
　　　安静時無症状・日常活動で疲労・動悸・
　　　呼吸困難あるいは狭心痛を生じる。

Ⅲ度 　高度の身体活動の制限がある。
　　　安静時無症状・日常活動以下で疲労・動悸・
　　　呼吸困難あるいは狭心痛を生じる。

Ⅳ度 　いかなる身体活動も制限される。
　　　安静時にも心不全症状や狭心痛が存在する。
　　　わずかな労作でこれらの症状は増悪する。

	Ⅰ度	Ⅱ度	Ⅲ度	Ⅳ度
	ACEI			
		β遮断薬		
		ARB		
		利尿薬		
		ジギタリス		
			経口強心薬	
			抗アルドステロン薬	
				静注強心薬・hANP
心室補助循環装置				IABP,PCPS VAS

図1 慢性心不全の重症度からみた治療指針(循環器病の診断と治療に関するガイドライン　慢性心不全治療ガイドライン2010年改訂版より引用)

であり，このために心不全症状が難治性となります．これに対してPDは，腹膜を介した強力なNa利尿薬として作用しているといえます．2番目に，PDによる除水経路はECUMあるいはHDとは全く違っていることがあげられます．HDの場合，除水は主に動脈血から行われるのに対して，PDの場合は腹膜を介した毛細血管が中心です．HDによる短時間での動脈血液量の減少は血圧変動を惹起し，レニン・アンジオテンシン系や交感神経系を亢進させます．これは結果的に心負荷を増大させることになります．一方，PDでは持続的に静脈系から除水されるため，心臓に対する前負荷軽減，腎静脈圧の軽減に寄与するなど，HDによる除水特性とは違い新たな心負荷増悪につながるような要因がないことが利点といえます．

表3 慢性心不全に対するPD療法：最近の報告から（代表例）

著者	報告年	患者数	CRS	ESRD	導入時腎機能	観察期間	臨床経過・コメント
Konig	1991	13	○		Cr 2.7 mg/dL (1.5〜4.6)	6〜67月	NYHA IVからIIへ改善
Tormey	1996	3	○		1 (azotemia) 2 (non)	18±10月	NYHA IVからIIへ改善，入院率85%減少
Stegmayr	1996	16	○		9 (no uremia) 7 (uremia)	24月	NYHA IV 10例，III 6例，全例1月目に改善，死亡6例 10.7月
Ryckelynck	1998	16	○		13 (CRS w/o ESRD)	平均15.6月(4〜33)	NYHA IV・III例，7例死亡，2例移植，入院減少
Elhalel	1998	9	○		eGFR 34±4 mL/min		NYHA IV，死亡5例 17.3月，生存4例 16.2月，入院頻度減
Sheppard	2004	5	○	○		5〜45月 (C),	平均 NYHA 4.0から3.1へ改善，入院減
Kagan	2005	11	○			13〜45月 (E)	
Bertoli	2005	2	○		CCr, 30 mL/min	12月	NYHA IV, IIIからII，II，イコデキストリン液・夜間1回のみ
Gotloib	2005	20	○	○	eGFR 14.8±3.8 mL/min		NYHA IVからIIに改善（1年後）．入院頻度・期間減少
Takane	2006	16	○	○	mean eGFR 4.6 mL/min	12月	NYHA III，1年後 NYHA I，II 87%の例で改善
Phadke	2008	1		○	Cr 2.3 mg/dL (eGFR 17)		右室不全例
Prochnicka	2009	1	○		eGFR 47 mL/min	7月	NYHA IV, II
Basile	2009	4	○		Cr 3.6±1.1 mg/dL	11〜43月	NYHA IV，改善，イコデキストリン液・夜間1回のみ（3例）
Nakayama	2010	12	○	○	CKD stage 3〜5	中央値26.5月	NYHA IV 3例，III 9例，導入後II 3例，I 9例
Sanchez	2010	17	○		eGFR 35±6 mL/min	15±9月	NYHA IV 10例，III 7例，導入後III 1例，II 13例，I 3例に改善
Cnossen	2010	24		○			透析後平均生存1.03±0.84年．入院率減少

（文献3）より引用，改変）

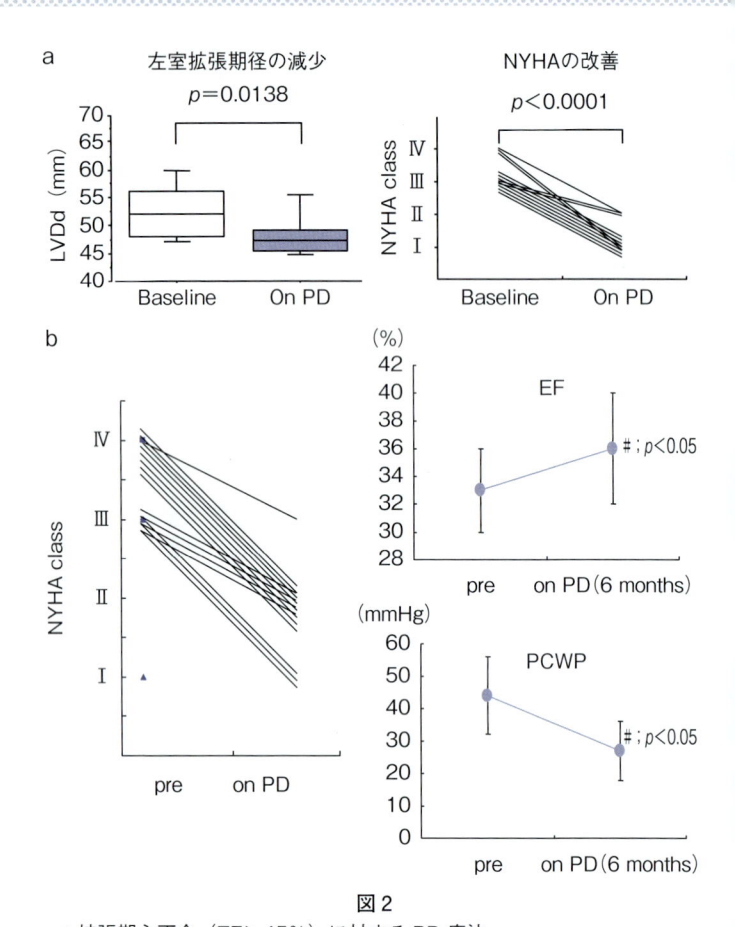

図 2
a：拡張期心不全（EF＞45%）に対する PD 療法
　EF：55% baseline, 56% on PD（文献 4）より作成
b：収縮期心不全（EF＜45%）に対する PD 療法（文献 5）より作成

——課題とこれからの展開について

　PD による心不全改善効果については，報告例が蓄積されつつあるものの（表3，図2），標準的治療として確立されている

PDがcardiorenal syndromeに有用な理由：ユニークな除水経路

PDによる除水で前負荷が軽減する。
穏やかな除水は交感神経系・RASの刺激が少ない。

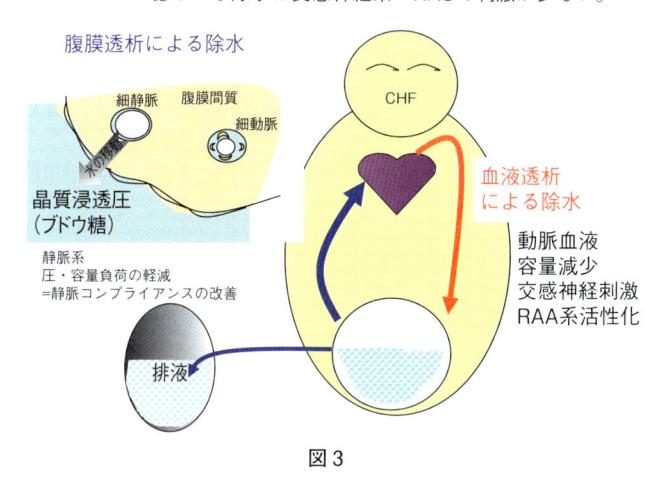

腹膜透析による除水

細静脈　腹膜間質　細動脈

CHF

血液透析による除水

晶質浸透圧
（ブドウ糖）

静脈系
圧・容量負荷の軽減
＝静脈コンプライアンスの改善

動脈血液
容量減少
交感神経刺激
RAA系活性化

排液

図3

わけではありません．NYHAでⅣ度の重症心不全例の短期予後はきわめて不良であり，入院など医療経済的負担，社会的負担は大きいものがあります．これに対して，PDが有用であるかについては，その利点に加えて，腹膜炎などの合併症のリスクとの兼ね合いで治療の位置づけを総合的に考えるべきでしょう（図3）．また，PD液の種類に関して，ブドウ糖液とイコデキストリン液とで臨床効果に違いがあるのかも確認すべき課題です．すでに後者の液を夜間使用した症例報告がされていますが，夜間の緩徐な除水スタイルは夜間高血圧，間質浮腫軽減による睡眠時無呼吸症候群といった病態の是正に寄与する可能性があります．今後，適切な研究デザインによるPDの効果・利点に関する検証が実施されることが期待されます．

文 献

1) Ronco C, Haapio M, House AA, et al：Cardiorenal syndrome. J Am Coll Cardiol 52：1527-1539, 2008
2) Jessup M, Brozena S：Heart failure. N Engl J Med 348：2007-2018, 2003
3) Nakayama M：Nonuremic indication for peritoneal dialysis for refractory heart failure in cardiorenal syndrome type II：review and perspective. Perit Dial Int 33：8-14, 2013
4) Nakayama M, Nakano H, Nakayama M：Novel therapeutic option for refractory heart failure in elderly patients with chronic kidney disease by incremental peritoneal dialysis. J Cardiol 55：49-54, 2010
5) Sánchez JE, Ortega T, Rodríguez C, et al：Efficacy of peritoneal ultrafiltration in the treatment of refractory congestive heart failure. Nephrol Dial Transplant 25：605-610, 2010

(中山昌明)

新しい PD の挑戦

Q 往診医療と PD について教えてください

A
- 超高齢化社会の PD を考えるときに，往診医療によるPDへの理解は必須である
- 多職種連携と保険制度を十分に理解することが大切で，PD自体の実施は決して難しくないことをわかってもらう必要がある
- 緊急時の対応は，PDに関係することと，そうでないことを分けて考えることが重要である

―― 往診医療の一般知識と現状

　団塊の世代が後期高齢者となる2025年を念頭に，国は急性期病床の削減，在宅医療を強力に推し進めています．これは，今年の診療報酬改定にも色濃く表れています．在宅医療における往診については，緊急で医師一人，あるいは看護師を伴い患者宅を訪問して診療するイメージがあるかと思いますが，現状は大きく様変わりしています．

　まず用語ですが，"往診"は，緊急時に患家からの依頼により行われるものを意味します．これに対し，定期的に患家を訪問し診療するのは"訪問診療"と呼ばれ，診療報酬体系も異なります．PDに関しては，定期的な診療が必要なため，"訪問診療"を一般に行いますが，肺炎や腹膜炎を起こした際に緊急に患家からの依頼で訪問するのは，"往診"扱いとなります．

　在宅診療は24時間体制でみることが必要であり，そのような

体制をとっている診療所を"在宅支援診療所"（在支診）と呼んでいます．1人で24時間体制をとるのは困難であるため，2012年から機能強化型在支診の制度が創設され，複数の医師（医療機関）が協力して，24時間365日対応をとることが進められています．長崎市では，長崎在宅DrネットがNPOとして活動しており，主治医と副主治医の2人によるサポート体制ができています．この在宅Drネット，または機能強化型在支診による体制が，PDを訪問診療や往診でみるときに緊急時に対応できるため望ましいといえます．

——往診によるPDの実際

当院は，往診で要介護のPD患者をみています．当院だけでカバーできている場合もありますが，PD以外の疾患，例えば脳梗塞後遺症が主たる疾患であるときには，主治医が主疾患を，当院がPDを管理することで，お互いの負担を軽減できています．必須なのはバックアップ病院です．これは，PDを導入するだけでなく，非常時に入院が必要となったときなどに，患者を引きとってくれる機能を持ち合わせていることが重要です．入院が必要な場合には，2種類あります．1つはPDに関することで，腹膜炎や排液不良やカテーテル位置異常などです．もう1つはPD以外の一般的な場合で，肺炎や食事がとれなくなったときなどです．後者の場合には訪問看護を利用して，抗菌薬の点滴や補液を自宅で行うことも可能です．表1に往診によるPD診療の分担例を示します．これに，薬剤管理を往診で行ってくれる訪問薬剤師，入浴や清拭を行ったり，部屋の掃除などをサポートしてくれるヘルパーが，PD患者とその家族を支えることになります．

また，PDを行う際に困難となるような透析液の排液処理，透析液の段ボールの処理（束ねたり，廃棄する場所への持ち込

表1 訪問診療によるPD診療の分担例

基幹病院	導入 教育（患者，家族，デイケアスタッフ） 緊急時の対応 CTや胃カメラなどの諸検査
一般主治医	採血検査 エリスロポエチン皮下注
PD主治医	PD管理 腎不全に関する処方確認
訪問看護師	訪問看護 調子が悪いときの補液など

一般主治医とPD主治医は兼ねることは可能．

みなど）なども家族に負担になることが多く，ヘルパーや市町村の制度を用いて患者負担を軽減することが大切です．癌と異なり，在宅PDは長期間に及ぶことが予想されるため，できるだけ患者，家族の負担を減らす工夫が必要です．

保険制度の状況を表2に示します．表2は，主たる疾患をほかの医師が訪問診療し，PD管理医が"副主治医"として"往診"する場合を示しています．このように2者に対して診療報酬が保証されており，在宅PDを行うことは経済的にも十分可能です．表3には，在宅PD患者を，訪問診療・往診でみる組合せを示しています．PD管理医が訪問診療を行う場合は，両者を合わせた形となり，大学病院や一般病院がPDを管理し，かかりつけ医が一般状態を往診でみることも可能です．この場合のPD管理とは，診療報酬上，透析液の処方を行うことを指しており，一般状態をみるとは，採血や感冒時の処方，脱水時の点滴などが含まれますが，エリスロポエチン製剤の投与も行うことが可能です．

表2 診療報酬の一例(平成26年度改訂)

PDサポート医(施設) 往診として対処する	一般開業医(在宅主治医) 訪問診療として対処する		
在宅自己腹膜灌流指導管理料 4,000点 (2回目;2,000点)	在宅時医学総合管理料		
	協力型診療所	在宅支援診療所	一般診療所
	処方なし:5,300点 あり:5,000点	4,500点 4,200点	3,450点 3,150点
在宅患者訪問診療料 (1回当たり) 720点+再診料(78点)+外来管理料(82点)	在宅患者訪問診療料(月1回のとき) 833点+処方料(68点)+慢性疾患管理料(225点) (月2回以上は,833点のみ)		
	緊急往診時 (1回当たり)		
	協力型診療所	在宅支援診療所	一般診療所
	緊急加算: 850点 夜間加算:1,700点 深夜加算:2,700点	650点 1,300点 2,300点	325点 650点 1,300点

表3 在宅PD患者を訪問診療・往診でみる組合せ

1. 一般のかかりつけ医(訪問診療)+PD管理医(往診)
2. PD管理医:訪問診療とPD管理の双方
3. 大学病院・病院(PD管理)+かかりつけ医(往診(一般管理))

—— 往診によるPDの問題点と今後

　最大の問題は,PDを行う人がいない場合です.すなわち,患者自身や家族がPD操作を行うことができないときは,原則的に往診によるPD管理は非常に難しくなります.ただ,この場合でも,患者がベッド上のみの生活であり,APDで1日1回の操作でよい場合には,患者の介護度により訪問看護師が毎日

訪問することが可能であれば，PDの維持が可能です．また，2週間以内の短期間のみであれば，介護度によらず，特別指示で"医療による"訪問看護師の毎日の訪問が可能です．しかしながら，長期的には，介護力が全くないときには，第三者のみでサポートしていくことは非常に難しいと考えられます．

　2つめの問題点は最初は在宅で，訪問診療・往診を利用しながらPDを行うことが可能だった患者が，何らかの理由でPD操作が不可能となり，その家族もPD交換ができないとき，あるいは合併症で在宅が難しくなった場合の"行き先"，入院がどうなるかということです．血液透析もそうですが，"入院透析"は診療報酬制度による影響がきわめて大きくなります．2014年度から，療養病棟における透析患者の受け入れを促進するため，慢性維持透析管理加算（1日100点）が新設されました．ただ，これがどの程度"終の棲家"としてのPD患者の助けになるかは不詳です．血液透析施設や高齢者を受け入れている各施設のPDそのものに対する理解が，PD患者の長期入院問題の解決には不可欠と思われます．何よりも"PD"は難しいという先入観にとらわれないことが大切です．

（宮崎正信）

新しいPDの挑戦

Q 災害時のPDの対応について教えてください

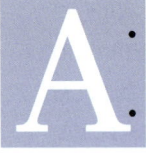

A
- 急性期における最重要事項は，安否の確認です
- 一定の時期が経過した後は，被災側と受け入れ側における医療機関の間でのコミュニケーションが大切です
- 災害時の対応について，普段から患者と確認しておくことが望ましいです

透析療法に限らずわが国における医療は，台風や地震といった震災に曝される可能性を常に考慮する必要があります．

本稿では，先の東日本大震災に関連した筆者の経験に基づいて，震災の「発生直後」「安定期」の2期に分け，特に「安定期」に関しては被災患者を受け入れた側・送り出した側の2つの視点から解説いたします．

──発生直後

施設によって状況が異なると思われますが，筆者が関与した施設では，まず安否および透析液・関連デバイス充足状況の確認が行われました．確認の手段ですが，震災直後は電話がつながらなかったため，可能な範囲で自転車などを用いて自宅をまわるかたちで（電話復旧後は電話で）行われました．

HDと異なりPDでは，透析液および交換デバイスさえ存在すれば透析の継続が可能で，災害に対する頑強性が高いです．しかしながら今回の震災では，地域によっては電気の供給も途

絶えたことより，電気を使用する接続デバイス（UVフラッシュ，むきんエースなど）やAPD装置を使用している患者への対応が問題となりました．具体的な対応として，①バッグの交換回数を減らして電気が使用できる施設（病院，役所など）に交換のたびに訪れる，②接続チューブをマニュアル式に変更して対応する，③APDはCAPDにスケジュールを変更する，などが行われました．

なお，マニュアル接続とデバイス接続の両者に互換性のある透析液（テルモ社など）では上記②の対応が行えたのですが，互換性のない透析液では②の手段がとれないため，対応に苦慮いたしました．今後，対策が検討される必要があると考えます．

── 安定期

1. 被災患者を受け入れた側

災害から一定期間が経過すれば，被災地における状況もある程度は落ち着いてきていることが想定されます．そこで，次の2点が重要になります．

①患者の生活状況を把握する．
②被災地域の医療状況を把握する．

以下この順で，少し詳しくコメントいたします．

1) 患者の生活状況を把握する

まず「①患者の生活状況を把握する」ですが，患者によっては元の地域(被災地域)に戻りたいと希望する方もおられれば，一方で仮住まいのつもりだった避難先に長期的に在住することを余儀なくされる方も出てまいります．避難先での半永住を余儀なくされた場合，新しい居住状況にあわせてPDに関する環境の再整備を必要とするかもしれません．就労中の患者で，勤務先まで変わってしまう場合には，再就職先の理解を必要とす

る場合もあります．これらの問題点に関しては，PDナースないしPDコーディネーターが患者に積極的に確認し，必要な場合は介入を行うのがよいと考えます．

2) 被災地域の医療状況を把握する

次に，患者が被災地域へ戻ることを希望し，住居確保の面でそれが可能な場合には「②被災地域の医療状況を把握する」ことが必要です．大災害を経験した被災地域においては，診療継続が不可能となり閉鎖した診療施設，閉鎖はしていないもののPD診療は中止となっている診療施設，被災後もPD診療を継続したものの人材流出で中止に追い込まれた診療施設，これらは決して珍しくありません．

具体的な手順ですが，患者がもともと通院していた診療施設が判明している場合には，まずはそちらに連絡してみるのがよいと思います．そのうえで，もし元の診療施設でのPDフォローが不可能であることが判明した場合には，該当都道府県の中心的な医療機関のPD担当診療科に問い合わせていただくのがよいと思います．例えば東日本大震災に関連して述べれば，岩手県ならば岩手医科大学の泌尿器科，宮城県ならば東北大学の腎・高血圧・内分泌科，そして福島県ならば福島県立医科大学の腎臓・高血圧内科，などとなります．これらの中心的な医療機関は県内の診療状況をおおむね把握しておりますので，居住（帰還）地域に応じた現実的なPD診療施設の紹介を行うことが可能です．

2．被災患者を送り出した側

ここでは，心ならずも種々の理由で患者を避難先へ送り出し，その後PD診療の再開が可能となった施設の立場から述べさせていただきます．

患者リストが残っており，なおかつ患者の移動先が判明している場合には，まずは転出先の医療機関あるいは患者自身に連絡をとるのがよいと思います．これは安否確認の意味でも重要と考えます．避難先に半永住される患者もおられれば，「元の診療施設ではもう PD 診療は行っていない」とあきらめている患者もいるかもしれません．

　そのうえで，もし患者が元の（転出元の）診療施設でのフォローを希望される場合には，現在診療を行ってくれている診療施設と密に連絡をとりながら，帰還への体制づくりをしていくことになります．もしも現時点で生活の基盤が避難先にあり，その生活の基盤自体も避難元（被災地）に戻る場合には，バッグの配送スケジュールや外来体制（例えば，移行期間は避難先と避難元の医療機関に半月ごとに通院する，など）のきめ細やかな調整も必要です．

　福島・宮城・岩手の3県を中心に甚大な被害をもたらした 2011 年の東日本大震災は，被災地に在住する PD 患者にも大きな影響を及ぼしました．しかしながら今回の大震災によって，PD 療法がこのような大災害に強い治療法であることも示されました．具体的には，被災地域の血液透析患者さんが北海道・新潟県・千葉県・東京都などへの大移動を余儀なくされた一方で，PD 患者は津波の犠牲者となった 1 名を除く約 1,500 名のすべてで，医療上の理由による大移動は不要であったと報告されています．地震，台風，津波などの災害が頻発するわが国において，災害に強い PD は改めて評価されるべきではないかと考える次第です．

（寺脇博之）

新しいPDの挑戦

Q. スマートフォンを用いた遠隔地からのPD診療支援システムについて教えてください

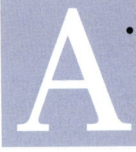

A.
- PD患者管理用アプリケーションであるiPDは,遠隔地からリアルタイムでPDの実施状況を確認できるため,遠隔診療に有用です
- スマートフォンを用いたPD診療は,通常の外来診療においても,効率的な患者の状態把握に役立ち,インタラクティブで質の高いPD診療の実現に有用です

 近年,ITを活用したさまざまな腹膜透析(PD)診療支援の試みがなされるようになってきました.本稿では,スマートフォンを用いた遠隔診療に役立つ,iPDというPD管理用アプリケーションによるPD診療支援についてご紹介します.

——開発の経緯

 iPDは,当初,東日本大震災での経験を基に,PD患者の診療情報をクラウド化するシステムとして開発されました.震災時に内服薬やPD処方などの診療情報を持参して避難した方は少なく,避難先での診療に一部混乱が生じました.一方,避難時にもスマートフォンを携帯していた方が多かったことから,これを用いて診療情報の管理を行い,その情報を安全にクラウド化して医療者が利用できれば,本来震災などの有事に強いとされるPDの利点を最大限に活かせるものと考え,開発されました.

院内ネットワーク	公衆ネットワーク
個人情報や診療情報などの重要なデータも保持	個人情報は扱わず，専用IDと日々のデータのみを記録

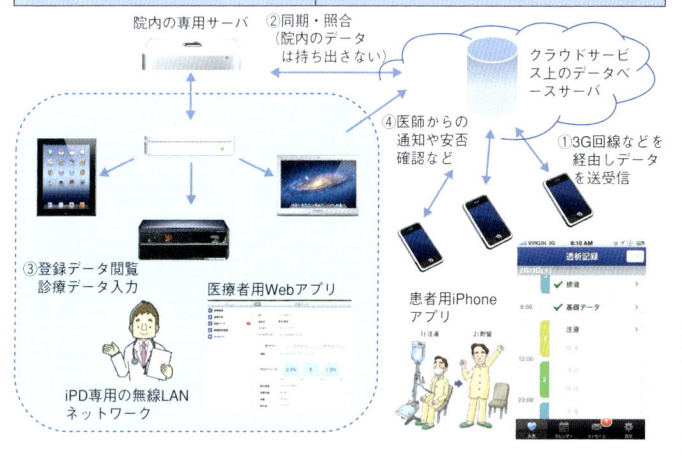

院内の専用サーバ

②同期・照合（院内のデータは持ち出さない）

クラウドサービス上のデータベースサーバ

④医師からの通知や安否確認など

①3G回線などを経由しデータを送受信

③登録データ閲覧 診療データ入力

医療者用Webアプリ

iPD専用の無線LANネットワーク

患者用iPhoneアプリ

図　iPDネットワークの概要

——iPDを用いた遠隔診療

iPDは，iPhoneやiPadなどのiOS端末で作動するPD管理用アプリケーションで，これを用いてクラウド化した患者の個人情報が漏洩しないための強固なネットワークを備えています（図）．前述の通り，当初は災害への対策として開発されたiPDですが，セキュリティを担保しつつ，遠隔地からリアルタイムでPDの実施状況が確認できるため，農村部や離島などの医療過疎地域に住んでいるPD患者に対する遠隔診療にも大きな力を発揮します．また，頻回の通院が困難な高齢者や，独居のPD患者さんが，PD実施状況をリアルタイムに医療者へ報告できることは，大きな安心感につながっているようです．

——iPDの実際

iPDは，iOSの利点を最大限活かした仕様になっており，説

明書なしで，直感的な操作が可能です．バイタルサイン・尿量・体重・注排液量の記録と保存およびトレンドを確認する機能に加え，「PD 排液の性状」や「出口部の様子」を写真撮影してスマートフォンおよびクラウド上へ保存が可能です．さらに，注排液バランスの自動計算や入力項目の自動化などにより，患者さんが日々入力する負担が軽減されるようになっています．また，日常生活での注意点や災害時の対応の仕方などが記載されている PD 管理マニュアルを閲覧する機能や，医師からのアラートメール機能により，遠隔地に居ながらにして，必要に応じた情報を取得できます．これらの患者情報は，医療者がリアルタイムに確認できるだけでなく，自動サマリー化システムによって，問題点をより容易に抽出できるようになっています．そのほかにも，処方内容や次回受診日，PD カテーテル交換時期の確認などさまざまな機能を備えています．

——iPD ネットワークのセキュリティ

図に示すように，患者情報は暗号化されて外部サーバーに保存され，これと院内サーバーを同期・照合することで，匿名性とセキュリティが担保されています．さらに，院内サーバーにアクセスして医療者が患者情報をみる端末（PC や iPad など）を，認証システムにより限定することで，より強固な安全性の確保が可能です．

——iPD を用いた PD 診療の利点

スマートフォンを利用した遠隔診療システムは，災害時対策や遠隔地医療に役立つだけでなく，日常診療においても大きな力を発揮します．iPD は医療者が遠隔地からリアルタイムに患者情報を取得できるため，PD 腹膜炎やカテーテル出口部感染の早期発見に役立ち，体液過剰に陥った患者が心不全を発症す

る前に受診を促すこともできます．また，設定した体重を超えた時点で減塩指導などのアラートメールを送ることで，インタラクティブで効率のよい PD 診療が可能です．

——まとめ

 iPD を用いた遠隔診療支援システムの導入は，在宅での PD 診療の効率化に加えて，PD 診療の地域格差の是正，災害時や遠隔地での PD 診療支援体制の整備に役立つものと考えられます．なお，現時点では，iOS 端末でのみ利用可能ですが，OS を問わずに利用できる Web アプリの開発が予定されています．

（丹野有道）

新しいPDの挑戦

Q 腹膜透析の患者さんが海外に出ていくにはどのようにしたらよいですか？

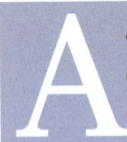

A
- 腹膜透析中でも海外へ
- 海外配送システムの確立
- 先輩たちからのアドバイスをぜひ参考に

――まずは海外渡航が可能か主治医に相談

　海外に出るには，普段からの透析が安定していることが前提となります．海外に出かけると食事が外食となり，また珍しい食べ物など食事が楽しみの1つですから，ついつい摂取過多になりがちです．水分（体重）のコントロールとカリウムのコントロールが特に大事です．また血圧のコントロールも安定し，著明な貧血を認めないことが大事です．具体的な数値を上げると，

- 血圧は正常高値以内に収まっていること
- 貧血はHbが10 g/dLを超えていること
- カリウムは普段から6 mEq/L以下であること

が許可条件の目安になってくると思います．

　このような条件をクリアし，主治医の先生から許可が得られたら，ぜひ英文の診断書を作成していただき持参するようにしましょう．また透析旅行会社を利用される場合でも，緊急時対応の病院に対して情報を提供するために，英文の診断書（情報提供書）を要求されますので，ぜひ作成してもらってください．

　また便秘は注液・排液に影響を与えます．海外に出ると時差などの関係で往々にして便秘になりがちです．便秘対策を主治医の先生に相談し，対策を立てておきましょう．

——透析旅行を扱っている会社に相談

現在日本で腹膜透析の患者の海外渡航を手配してくれるのは,
- JTBコーポレートセールス・メディカルデスク（フレゼニウス，日機装）
- バクスター

の2社です．それぞれの旅行申し込みおよび透析液手配の仕方を図1, 2に示します．まずは，渡航先が配送可能地域であるか確認し，旅行予定約2カ月前までには申し込みを行い，話を進めることが必要です．

また，例えば腹膜炎に対する処置など不測の事態を想定し，合併症のリスクも勘案して，必ず旅行傷害保険に加入しておきましょう．

ホリデー・ダイアリーシス（PD海外旅行の場合）

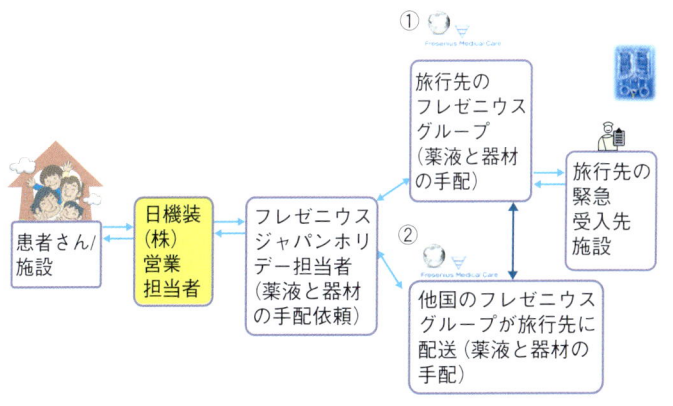

①旅行先の薬液を使用する場合（日本と同等の中性液などがある場合），
②他国から薬液を配送する場合（旅行先に日本と同等の中性液などがない場合）

図1a　JTBメディカル・デスク

新しいPDの挑戦

【血液透析の海外旅行】 お申込みはJTB首都圏品川支店まで	【腹膜透析の海外旅行】 お申込みは弊社まで
	お申込みは日機装株式会社まで
ご出発60日前まで（お客様→JTB） 予約手配申込書、診断書をJTBへ送付。 ご出発35日前まで（お客様→JTB） 仮予約のご案内がJTBより送付される。 ご出発20日前まで（お客様→JTB） 検査データ（肝炎、HIV, MRSAなど）JTBへ送付。 ご出発3日前まで（JTB→お客様） 最終のご案内（病院名、治療開始時間、地図など）	▶主治医に旅行に行くことを相談しましょう。 ▶予定旅行先が現在ご使用の薬剤・器材供給可能地域か、弊社にご確認ください。 ▶旅行の宿泊先、スケジュールを決定後、弊社担当者までご連絡ください。 ▶必要書類をお送りしますのでご記入ください。 ▶出発までに旅行先での緊急受け入れ施設、薬剤、器材は現地に到着しているか、などご案内します。

注意）旅行へ行くことを必ず主治医にご相談ください。旅行先、地域によって状況が異なる場合がありますので、旅行を計画される際には早めにご相談ください。

図1b　旅行計画について（JTB）

【血液透析】

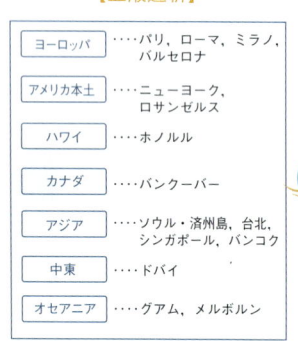

- ヨーロッパ ……パリ、ローマ、ミラノ、バルセロナ
- アメリカ本土 ……ニューヨーク、ロサンゼルス
- ハワイ ……ホノルル
- カナダ ……バンクーバー
- アジア ……ソウル・済州島、台北、シンガポール、バンコク
- 中東 ……ドバイ
- オセアニア ……グアム、メルボルン

年間、約200～250名の患者さんがJTBの透析ツアーを利用して海外旅行を楽しんでいます。また、ハワイ、ヨーロッパは観光地として毎年人気が高い国です。

【腹膜透析】

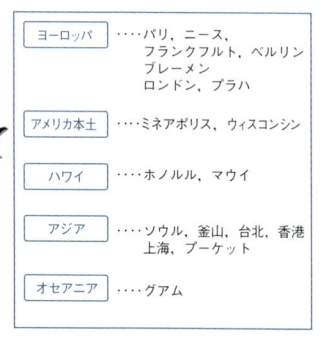

- ヨーロッパ ……パリ、ニース、フランクフルト、ベルリンブレーメンロンドン、プラハ
- アメリカ本土 ……ミネアポリス、ウィスコンシン
- ハワイ ……ホノルル、マウイ
- アジア ……ソウル、釜山、台北、香港上海、プーケット
- オセアニア ……グアム

世界の主要な地域では、日本と同等の薬液などを使用できます。

図1c　JTBの主な旅行先（海外）

ステップ❶
担当医師にご相談のうえ、許可をもらって下さい。

> グアム・サイパンなど、一部の地域では供給できない場合もございます。バクスターにご確認下さい。

ステップ❷
バクスターにご連絡下さい。
必要書類をお送りします。

> 手配には、ハワイ・アラスカ・中国では7週間、その他の国では約1ヶ月の準備期間が必要です。

ステップ❸
必要書類に記入し、返送下さい。担当医師のサインも必要になります。

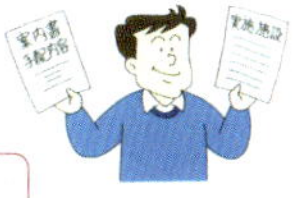

> 現地で供給可能な薬剤・器材の手配をいたします。手配完了の手続きがとれしだい、案内文書をお送りします。

ご注意下さい!!
* ダイアニールNの海外供給はございません。
* 「ゆめ」「変圧器」「排液タンク」のお届けはアメリカ本土・ハワイのみ、可能です。
* 原則的には、健康保険は適用されませんので、個人負担になります。適用については保険組合あるいは役所の担当課へご相談下さい。
* 国、地域によってはお届けできない場合もございますので、ご了承下さい。

バクスターではハワイ、オーストラリア、カナダなどCAPD海外旅行（医師同行）を後援しています。詳しくは、CAPD患者様向け季刊誌（年4回配布）"スマイル"をご覧下さい。

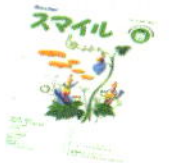

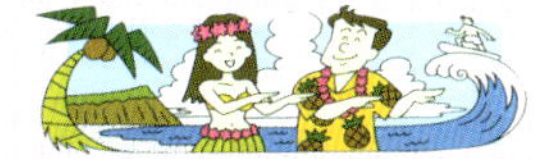

バクスターでは、海外旅行先発送に関し、専任のスタッフがおります。ご質問等ございましたら、ご遠慮なくご連絡下さい。

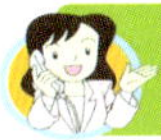

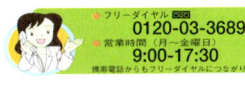

フリーダイヤル
0120-03-3689
営業時間（月～金曜日）
9:00-17:30
携帯電話からもフリーダイヤルにつながります。

図2　BAXTERのCAPD配送

表　BAXTERのCAPD海外配送

＊アジア	インド・シンガポール・タイ・大韓民国・台湾・フィリピン・中国（香港を含む）
＊北米	アメリカ（ハワイを含む）・カナダ
＊中南米	ブラジル・メキシコ・アルゼンチン
＊オセアニア	オーストラリア・ニュージーランド
＊ヨーロッパ	アイルランド・イギリス・イタリア・オーストリア・オランダ・ギリシャ・スイス・スウェーデン・スペイン・ノルウェー・チェコ・ドイツ・トルコ・デンマーク・フィンランド・フランス・ベルギー・ポーランド・ポルトガル・ロシア

現地バクスターからその国の製品を配送します
（日本製品と異なる場合があります）
▶緊急時の受入れ施設をご確認いたします
▶機器…ゆめ，ゆめプラス
　　　　（ただし，アメリカ・オーストラリアのみ）
　手配には1カ月～7週間かかります

――経験された方からのアドバイス

今までに渡航された多くの腹膜透析患者の意見を元に，現状で海外へ出られるときのアドバイスを示します．

○スケジュールは自分が決めることができる個人旅行が前提で，団体旅行は不向きである．

○1カ所滞在がベター，しかも直行便がよい．

○水分補給の量は，細心の注意が必要．

○たとえ配送サービスのない国でも，自分自身で日本の薬を積み込んで持ち込めば，訪問国の制約は基本的にはない．ただし医師の証明が必要．

○CAPD 交換の場所の制約
- 問題は朝ホテルで交換して出発し，夕刻もしくは夜帰るまでの間に行う日中の交換場所である（交換の場所とタイミング）．
- アジアのホテルの場合，部屋のエアコンを切っても完全には止められないことが多い．またホテルによってはヘルスメーターがない場合があり，ウエイト管理ができない．
- 車内で交換する場合，吊るす高さが低いため時間がかかり，クーラーを切って行うため汗だくとなる．手洗いができずアルコールに頼るしかない．
- オフィスの場合交換に適した場所は少なく，結局，会議室しかないことが多い．その場合薬液を吊るす場所を探すのが大変．

○薬液は液体のため手荷物には入れられず，現在飛行機内では交換できないといってよい．

○日本の場合：自宅から空港までの移動時間が加わるので，時間的制約から空港内の施設でのチェックイン後交換したいが，事実上出発前は利用できない（はさみを手荷物にもち込めないので，使用後の薬液を捨てられない．チェックイン前

しかできない．必ずゴミはもち帰る規則なので，排液はもち込めない）．
○海外の場合：必ずホテルおよびオフィスでバッグ交換して空港に向かうが，海外の空港では交換場所がない．
○帰国して空港施設を使用する場合，冬になると液を温めなくてはならないのですぐ交換できない．空港施設は温水が出ないので，搭乗前に温めてカイロを貼り付けパッケージに入れるが，それでもなかなか冬はすぐに使用できない．

―― 今後の課題

上記の経験を元に今後の課題を示します．
○日本ではAPD，しかし海外ではCAPDに．APDがレンタル可能な国は限られており（米国，オーストラリアなど），しかもリスク回避のため予備の機械をレンタルすることが義務づけられているため（1台は保険対象外で自己負担），APDの場合は事実上経済的問題・地理的問題から1カ所滞在で米国などに限られてしまう．
○薬液の使用時間の制約条件を緩和させるには搭乗前に交換するしかないが，現状は空港内の施設環境とルールは透析患者に対しては未整備．
○時間の制約があるため，腹膜透析を機内でも行えるようにしてほしい（手荷物としての薬液1袋のもち込み可と，交換したバッグを捨てられるよう）．

より多くの腹膜透析の患者が海外に羽ばたき，無事帰国されることのお役に立てたら幸いです．

(五味秀穂)

索引

A
ADL 152
ANZDATA 111
APD 32

B
basal-supported-oral therapy 52
BOT 52

C
Ca, Pのコントロール 67
CA125 114
Calcimimetics 73
CANUSA研究 110
CAPD海外配送 209
CAPDカテーテル関連合併症 75
CAPD中断基準指針 14
CAPDのメリット 9
CAPD配送 209
catheter repair by the forefinger (CRF) 96
Ca濃度 70
Caの目標値 71
Caバランス 70
CCPD 32
CKD 35
CKD-MBD 70
CKD-MBD管理 67
CKD-MDB治療 71
CKDステージ 43
CNS 77
continuous ambulatory PD (CAPD) 9, 17
COPD 13

D
diffusion 58, 62
dilution 58

E
EAPOS study 110
encapslated peritoneal sclerosis (EPS) 14, 24, 97, 106
EPO 35
EPS再発 99
EPSの治療指針 98
EPSの発症状況 112
EPS（の）発症リスク 111, 109, 107
EPS発症数 113
EPS発症率 113
ESA 35, 37
ESA低反応性 35, 39, 40
extracorporeal ultrafiltration method (ECUM) 185

F
FDP 114

G
GLP-1 受容体作動薬　51, 52
glycated albumin（GA）　52

H
HD/CAPD 透析液 Ca 濃度　70
HD の特殊性　11
hemodialysis（HD）　122, 37

I
Icodextrin　30
IL-6　114
incremental PD　29
intact-PTH　71
iPD　202, 203, 204, 205
iPD ネットワーク　203, 204

M
Mg　64

N
NECOSAD　69
NEXT-PD 研究　112
NIPD　32
NIPD＋1　32
non-preemptive kineytlantation（non-PEKT）　122

P
PatientOnLine　20
PD-NAVI Light　21
PD・HD 併用療法　104
PD・HD 併用療法の導入基準　104
PD・HD 併用療法の離脱基準　104
PDC　146
PDC の役割　150
PD 合併症　129
PD カテーテル　129
PD カテーテル挿入部位　124
PD カテーテルの種類　80
PD カテーテル（の）留置　129
PD カテーテル留置術　90
PD 看護体制　139
PD 患者管理用アプリケーション　202
PD 患者の術前管理　125
PD 管理医　195
PD 管理用アプリケーション　203
PD 関連合併症　184
PD 期間　104
PD 教育　137
PD 教育関連ツール　141
PD 教育プログラム　137
PD 教育プログラムの活用　138
PD 教育プログラムの作成　139
PD 教育プログラムの必要性　138
PD 継続期間　113

213

PD コーディネーター	119, 153, 154, 161, 200	PD 療法の種類	27
		PD 療法の特殊性	68
PD 実施環境	149	PD 療法の特徴	137
PD 処方	33	peritoneal dialysis (PD)	17, 26, 122, 124
PD 診療	204		
PD 診療支援システム	202	peritoneal equilibration test (PET)	14, 18, 19, 32, 113, 114
PD 診療支援体制	205		
PD 診療の効率化	205		
PD 専任看護師	119	peritoneal wall anchor technique (PWAT)	96
PD 立ち上げ	127		
PD 脱落	77	PET カテゴリー	49
PD 導入	11	PHD-NAVI	21
PD 導入期	147	PTH の目標値	71
PD ナース	200	P 除去	67
PD 外来	179	P の目標値	71
PD の現状	11	■ Q	
PD 治療モデル	159	QOL	26, 118, 119
PD の認知不足	12	QOL 改善	108
PD バッグ交換	152	QOL 向上	121
PD の問題点	158, 196	■ R	
PD の優位性	152	residual renal function (RRF)	26, 33
PD 腹膜炎	62, 75		
PD 腹膜炎の教育	76	■ S	
PD 腹膜炎の診断	76	SDM	121
PD 腹膜炎の治療概略	76	sodium sieving	58
PD ホリデー	175	study	69
PD ラスト	118, 119	■ T	
PD ラストの概念	120	translocational 低 Na 血症	60
PD ラストの対象患者	120		
PD ラストの適応	119	TSAT	39

V

vascular endothelial growth factor（VEGF）	114
VDRA	72

ギリシャ文字

$β2$ microrlobulin	104
$β2MG$ 除去量	106

あ

医学管理	152
異化亢進	58
イコデキストリン	60
イコデキストリン透析液	47
維持期外来	179
移植時の体液過剰	125
移植腎生着率	122, 123
移植腎予後	122
位置異常	75
遺伝子組換えヒトエリスロポエチン製剤（rHuEPO）	37
井戸水	163
イメージ	135
医療機関	170
医療経済的な負担	159
医療経済面	184
医療状況	199, 200
医療制度	168
医療チーム	9
医療の評価	150
医療費	134
医療費抑制	158
医療保険	168
インクリメンタルPD	13
インスリン治療	52
院内活動	150
院内勉強会	150
インフォームドコンセント	102, 121
運動	165
エアコン	162
栄養管理	41
エネルギー	43
エビデンス	41
遠隔診療	202, 203
遠隔診療支援システム	205
遠隔地	202
円滑な立ち上げ	127
援助	161
塩分制限	59
往診	193, 196, 197
往診医療	193
置き場所	162
汚染リスク	75
主な旅行先	208

か

海外	206
海外渡航	206
海外配送システム	206
介護	153
介護サービス	169
介護認定	169

215

索引

介護報酬	168	カテーテルの固定法	88
介護保険	168	カテーテルの挿入	177
介護老人福祉施設	155	カテーテル閉塞	75
介護老人保健施設	170	下腹部小切開示指矯正法	96
介助問題	155	剃刀	91
外部カフ	81	カリウム	206
外来栄養食事指導料	180	カリウムのコントロール	206
外来管理	127	環境	162
外来診療支援	146, 150	環境確認	172
外来体制	201	環境整備	164, 165
拡張期心不全	186	環境の再整備	199
確認の手段	198	間欠的治療法	17
家族	130	看護師	130
家族支援	136	看護指導事項	141
活性型ビタミン D 製剤	72	看護ステーションとの連携	
合併症	9, 62, 90, 133		147
家庭環境	161	看護相談	139
家庭訪問		看護の評価	150
	146, 149, 150, 161, 166	看護のポイント	135, 136
家庭訪問報告会	150	患者	130
カテーテル	85	患者 QOL	187
カテーテル位置異常	95	患者(の)教育	75, 78, 138
カテーテルケア	152	患者再トレーニング	81
カテーテル固定	88	患者紹介	131
カテーテル固定部位	89	患者情報	204
カテーテル走行	86	患者トレーニング	78
カテーテル挿入術	81	患者の管理	125
カテーテル挿入部位	91	患者把握	132
カテーテルトラブル	93	患者や医療スタッフの教育	
カテーテルトラブル対応	90		146

感染処置	93	血管内皮細胞増殖因子	114
感染性合併症	149	血清 Ca 濃度	69
起因菌モニタリング	81	血清 K	61
起炎菌	79	血清 Na 値	56
機能強化型在支診	194	血清 Na 濃度	55, 60
教育	137, 161	血清フェリチン値	39
教育システム	160	血中溶質濃度	20
教育の重要性	137	血糖管理	47
教育の進行	138	血糖管理指標	52
教育プログラム	141	血糖管理目標値	52
教育プログラムツール	139	限外濾過治療	185
行政	156	検査結果	68
共通理解	133	原理	133
共有	41	コアグラーゼ陰性ブドウ球菌	
虚血性腸炎	80		77
緊急時	127, 193	高 Ca 血症	64
緊急時の対応	148	高 K 血症	63
クレアチニンクリアランス		高 K 血症改善薬	63
	31	高 Na 血症	60
ケアプラン	119	交換時間	164
ケアマネジャー	119, 153	交換デバイス	198
経口血糖降下薬	51	後期高齢者	168
経口重炭酸剤	63	高血糖	60
経済的問題	211	透析効率	17
憩室炎	80	効率	18
継続期間	9, 14	高齢化	156
血圧	206	高齢者	118, 159, 197, 203
血圧のコントロール	206	高齢者医療	118
血液透析	37, 122, 130	高齢腎不全患者	151
血管石灰化	64	コーディネーター	160

217

コミュニケーション	41, 198	持効型インスリン	52
さ		自己管理	161
サービス	164	仕事	161
サービスの提供	153	仕事	164
サービス利用	151	システム作り	156
災害	198	施設環境	211
災害発生直後	198	施設入所	151
再教育	78	実施回数	181
再教育方法	75	至適透析	26
在宅PD	152, 195	指導	46, 161
在宅PD支援	154	自動サマリー化システム	204
在宅PDの課題	155	自動接合機器	164
在宅医療	151, 156, 168	シナカルセト	73
在宅時医学総合管理料	182	死亡数	69
在宅支援診療所（在支診）	194	社会活動	165
		社会資源	119
在宅支援体制	150	社会資源の活用	168
在宅自己腹膜灌流指導管理（料）	179, 181, 182, 183	シャワー	164
		シャワー洗浄	86
在宅治療	134	シャワー浴の方法	148
在宅療法	118	週間クレアチニンクリアランス（Ccr）	22
在宅療養	151, 153		
在宅療養推進	151	週間尿素 Kt/v	21
サポート体制	194	収縮期心不全	186
酸塩基平衡	63	自由水除去	57
残存腎機能	26, 33, 125	自由水の補正	61
残存腎機能低下	105	終末期	152
支援	137, 152, 153	手技指導	172
支援体制	161	手術	133
自覚症状	187	手術適応	97, 103

手術方法	80	真皮縫合	93
集団栄養食事指導料	180	心負荷	188
障害者雇用促進法	166	心不全改善	187
消毒剤	86	心不全改善効果	190
情報収集	147, 154	腎不全看護	135
情報提供	132, 133, 134	心不全治療	185
ショートステイ	153	診療報酬	155, 168, 196
食塩摂取量	44	診療報酬算定	176
食事摂取基準	42	水分除去	17
食事療法	50	水分のコントロール	206
除水曲線	30	スタッフの教育	150
除水経路	188	スピード法	142
除水特性	187	スマートフォン	202
除水不全	111	生活指導	172
除水量	49	生活状況	199
腎移植	122, 130	生活スタイル	135
腎移植後の生存率	123	請求	177
新規透析導入患者	168	生命予後	108, 123
腎機能低下	35	制約条件	211
心血管系関連入院	69	セキュリティ	204
心腎症候群	120	赤血球造血刺激因子製剤	37
心腎連関	184	接続デバイス	199
腎性貧血	35, 36	接続方法	79
腎性貧血の治療指針	38	選択外来の取り組み	136
腎臓病教室	180	選択基準	12
腎代替法選択	130	総括物質移動係数	19
腎代替療法	47, 125	総体液変化	57
腎代替療法の説明	9	総溶質濃度	56
診断書	206	■ た	
浸透圧制御	56	体液過剰状態	59

体液管理	47		通院困難	151
体液管理不良	104		通院対策	152
体液コントロール	106		通院問題	152
体液コントロール不良	105		通所系サービス	153
体液評価	55		低カルシウム (Ca) 血症	64
対応手順	127		低カリウム (K)	55
体外循環	185		低カリウム (K) 血症	61, 80
対策	152		低ナトリウム (Na)	55
対象患者	132		低ナトリウム (Na) 血症	55, 59
体制づくり	201			
多職種連携	153, 193		低アルブミン血症	80
ダブルカフカテーテル	80		低栄養	55, 58
短期入所	153		適正効率	110
たんぱく質	44		適正透析	109
地域格差	77		適正透析療法	34
地域連携	182		出口部感染	75, 85, 164
チーム医療	118, 119, 146, 153		出口部ケア	86, 172
			出口部作製	85
中性液	112, 113		出口部消毒	78, 148
注排液困難	95		手順の標準化	127
中皮細胞診	113, 115		デバイス接続	199
腸炎	80		手指消毒	78
超高齢化社会	193		電解質異常	55
超速効型インスリン	52		電解質管理	55
貯留液量	26		テンコフカテーテル	129
地理的問題	211		糖化アルブミン	52
治療指針	188		透過性の評価	24
治療体制	156		包括的腎代替療法	13
治療法	36, 201		透析液 Ca 濃度	63, 67, 69
治療モード	26		透析液選択	28

透析液貯留時間	20	トランスフェリン飽和度	39
透析液の種類	26	取り組み	131
透析看護	135	トンネル感染	75, 93
透析期間	111, 122	**な**	
透析効率	17, 21, 109	内因性エリスロポエチン	35
透析終末期	151	内部カフ	81
透析スケジュール	165	ナトリウム	187
透析治療モデル	158	ナトリウム除去量	184
透析導入	9	習い事	165
透析導入基準	10, 11	難治性・再発性心不全	120
透析パターン	26	二次性副甲状腺機能亢進症	
透析不足	107, 109, 165		72
透析方法	122, 124	日本人の特性	12
透析モード	32	入院	170
透析モード決定	26	入院PD患者の回診	146
透析量	17, 21, 109	入院栄養食事指導料	180
透析量の評価	24	入所	170
透析量の評価方法	17	入浴	163, 164
透析療法	67	尿毒素除去不全	104
透析旅行	207	**は**	
導入	127	排液検査	114
導入期	177	廃液中 MMP-2 濃度	114
糖尿病	80	排液フラッシュ方法	79
糖尿病 PD 患者を対象とした		排液マーカー	113
観察研究	53	排液量	31
糖尿病管理	47	配送可能地域	207
糖尿病治療	50	バッグ交換	149, 162, 163
特徴	133	バッグ交換手技	148
特別養護老人ホーム	170	パンフレット	140
独居	203	皮下走行	94

索引

皮下組織	85
非感染処置	95
被災患者	199
被災地	201
被囊性腹膜硬化症	14, 24, 97, 106, 125
被囊性腹膜硬化症回避	14
皮膚ケア	85
貧血	206
貧血治療	35
副甲状腺機能亢進症	71
腹腔内貯留液量	30
腹膜アクセス	90
腹膜炎	49, 75, 80, 111, 163
腹膜炎合併率	77
腹膜炎頻度	79
腹膜炎罹患頻度	77
腹膜炎罹患率	78, 79, 81
腹膜機能	33, 48, 109, 112
腹膜機能解析専用ソフトウェア	20
腹膜機能検査	18, 113
腹膜機能低下	111
腹膜機能の検査法	17
腹膜機能判定曲線	19
腹膜コーディネーター	146
腹膜透過性	26, 31, 32
腹膜透析	17, 26, 38, 122, 130, 134, 157
腹膜透析ガイドライン	43, 50, 109
腹膜透析継続	17
腹膜透析継続期間	109
腹膜透析処方	26
腹膜透析導入基準	11
腹膜透析の原理	17
腹膜透析量	22
腹膜病理	113, 115
腹膜平衡試験	14, 18, 32, 114
腹膜劣化	11, 114
ブドウ糖	61
ブドウ糖吸収	48
ブドウ糖吸収エネルギー量	48
ブドウ糖吸収量	47, 49
ブドウ糖透析液	30
ブドウ糖負荷	60
平均透析液量	20
併用療法	157
併用療法の除外基準	105
併用療法の適応基準	105
ペット	163
ヘモグロビン濃度	37
併用療法の離脱基準	107
勉強会	128
便秘	80
便秘対策	206
包括的支援	119
包括的腎代替療法	13, 118
訪問看護	151, 172

訪問看護師	172, 196
訪問看護ステーション	172
訪問系サービス	153
訪問診療	151, 193, 197
訪問スケジュール	175
保険制度	174, 193, 195
保湿剤	88
保存期 CKD	9
保存期腎不全	41

◻ ま

膜面積係数	19
末期腎不全治療	156
マニュアル	128, 141
マニュアル接続	199
慢性維持透析患者外来医学管理料	181
慢性腎臓病	35, 185
慢性腎臓病治療	130
慢性心不全	184, 189
慢性心不全の重症度	188
慢性閉塞性肺疾患	13
水	187
滅菌ドレッシング剤	93
免疫機能低下	75
免疫抑制薬	126
目標 Hb 値	35
モニタリング	46

◻ や

薬物療法	73
有効浸透圧	56
癒着性イレウス	98, 99
癒着剥離術	97
要介護	194
要介護 PD 患者	153, 155
溶質除去	17, 57
予測マーカー	115

◻ ら

リーク	75
リスクファクター	80
利尿薬	185
利尿薬投与	59
療法選択	132, 136, 166
療法選択外来	130, 131
療法選択支援	133
療法選択説明	147
療法選択の基本方針	29
旅行	207
旅行計画	208
旅行傷害保険	207
リン吸着薬	72
リン除去	68
連携	140, 151, 154, 172
連続携行式腹膜透析	17
老人入居施設	158

ふくまくとうせきりょうほう
腹膜透析療法 Q & A

定価（本体 4,000 円＋税）
2014 年 9 月 10 日 第 1 版第 1 刷発行
2014 年 10 月 20 日 第 1 版第 2 刷発行

監 修 　細谷龍男・横尾　隆
発行者 　蒲原一夫
発行所 　株式会社 東京医学社
www.tokyo-igakusha.co.jp

〒 113-0033 　東京都文京区本郷 3-35-4
編集部 　TEL 03-3811-4119 　FAX 03-3811-6135
販売部 　TEL 03-3265-3551 　FAX 03-3265-2750
振替口座 00150-7-105704

Printed in Japan ©Tatsuo HOSOYA and Takashi YOKOO 2014

印刷・製本/三報社印刷
乱丁，落丁などがございましたら，お取り替えいたします．
・本誌に掲載する著作物の複製権・翻訳権・上映権・譲渡権・公衆送信権
（送信可能化権を含む）は（株）東京医学社が保有します．
・ **JCOPY** 〈（社）出版社著作権管理機構委託出版物〉
本誌の無断複写は著作権法上での例外を除き禁じられています．複写される場合は，そのつど事前に（社）出版社著作権管理機構（☎ 03-3513-6969，FAX 03-3513-6979），e-mail: info@jcopy.or.jp の許諾を得てください．
正誤表を作成した場合はホームページに掲載します．

ISBN978-4-88563-238-9 C3047 ¥4000E